ETUDE

SUR LES

PSEUDARTHROSES

ET EN PARTICULIER

SUR LEUR TRAITEMENT PAR LA SUTURE OSSEUSE

PAR

Louis FOUILLOUX,

Docteur en médecine de la Faculté de Paris.

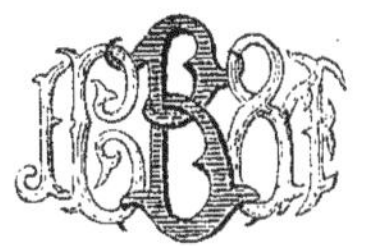

PARIS

LIBRAIRIE J.-B. BAILLIÈRE ET FILS

19, rue Hautefeuille, près du boulevard Saint-Germain

—

1881

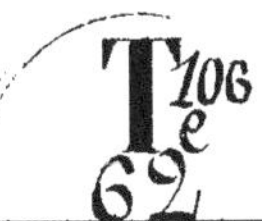

CONTRIBUTION A L'ÉTUDE

DES PSEUDARTHROSES

ET EN PARTICULIER

Sur leur traitement par la suture osseuse

ETUDE

SUR LES

PSEUDARTHROSES

ET EN PARTICULIER

SUR LEUR TRAITEMENT PAR LA SUTURE OSSEUSE

PAR

Louis FOUILLOUX,

Docteur en médecine de la Faculté de Paris.

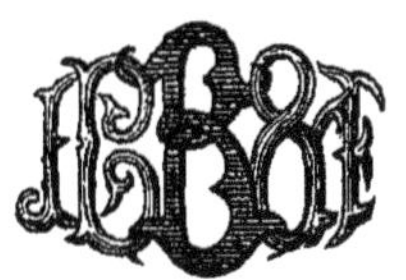

PARIS

LIBRAIRIE J.-B. BAILLIÈRE ET FILS

19, rue Hautefeuille, près du boulevard Saint-Germain

—

1881

CONTRIBUTION A L'ÉTUDE

DES

PSEUDARTHROSES

ET EN PARTICULIER

A LEUR TRAITEMENT PAR LA SUTURE OSSEUSE

INTRODUCTION.

Les pseudarthroses sont un des accidents qu'on observe le plus rarement à la suite des fractures ; mais c'est aussi un des plus graves à cause de la gêne et souvent même de l'impotence absolue qui en est la conséquence au point de vue fonctionnel, surtout lorsqu'il s'agit d'un des os longs des membres.

De si graves inconvénients ont naturellement préoccupé les chirurgiens de toutes les époques, et le grand nombre des moyens qu'ils ont successivement proposés pour y remédier est la preuve bien manifeste que le succès n'a pas toujours couronné leurs efforts.

Deux faits que nous avons observés vers la fin de l'année

dernière, l'un à l'hôpital Saint-Louis dans le service de M. Ledentu suppléé par M. Pozzi, et que nous avons pu étudier dans tous ses détails; l'autre à l'hôpital Necker dans le service de M. Trélat suppléé par M. Monod, nous ont paru plaider fortement en faveur du traitement des pseudarthroses par la résection des fragments et la suture osseuse.

Sur les conseils de notre cher maître, M. Pozzi, que nous ne saurions trop remercier des savantes leçons et des bienveillants encouragements qu'il n'a cessé de nous prodiguer dans le courant de nos études, nous nous sommes décidé à prendre pour sujet de notre thèse inaugurale l'étude de ce mode de traitement, en signalant surtout ses indications.

S'il nous a été possible de recueillir dans la science un grand nombre d'observations analogues, nous n'avons, ce qui s'explique par la rareté relative des cas, à fournir que ces deux faits personnels; mais nous avons espéré néanmoins qu'ils pourraient servir de base pour développer quelques considérations utiles sur une méthode qui n'est pas assez souvent mise en usage.

Tel est le but de ce travail que nous venons soumettre aujourd'hui à la bienveillance de nos juges.

DIVISION DU SUJET.

Nous commencerons cette étude par un rapide exposé historique destiné à montrer les différentes phases par lesquelles a passé le traitement des pseudarthroses.

Dans un second chapitre, l'examen des causes qui empêchent la consolidation des fractures nous amènera naturellement à traiter d'une manière générale l'anatomie pathologique de la question à l'aide de laquelle nous établirons une classification.

Le troisième chapitre sera consacré à établir, d'après les symptômes particuliers que peuvent présenter les pseudarthroses, quels sont les cas plus spécialement favorables au traitement par la résection et la suture osseuse.

Nous montrerons ensuite, dans un quatrième chapitre, en nous appuyant sur les observations, les heureux résultats de cette intervention chirurgicale.

Un cinquième et dernier hapitre sera réservé à la discussion des objections qui pourraient être faites au procédé opératoire que nous préconisons. Nous y ajouterons les résultats fournis par la statistique.

Nous terminerons enfin en posant nos conclusions.

CHAPITRE PREMIER.

Exposé critique des divers traitements appliqués a la cure des pseudarthroses.

Pendant longtemps, dit Malgaigne (1), la chirurgie n'a eu à opposer aux pseudarthroses qu'un seul procédé opératoire : le frottement des fragments, préconisé par Celse et ce n'est qu'à partir de 1760 qu'elle s'est enrichie d'autres méthodes et d'autres procédés.

Cette assertion du savant chirurgien peut cependant être mise en doute, si on s'en rapporte à Boyer (2) qui dit : « On voit que dans les cas d'articulation contre nature, les les anciens allaient jusqu'à *râcler* les bouts des fragments pour les mettre dans les conditions nécessaires à la réunion. » Avicenne dit qu'Haly Abbas avait vu périr un philosophe des suites de cette opération. Gui de Chauliac n'en parle que pour la proscrire, et pour blâmer le philosophe qui, selon lui, eût bien mieux mérité ce nom, en vivant bonnement avec son boîtement, plutôt que d'aller se faire gratter l'orosbet (le cal), et mourir en si grands tourments, pour n'avoir su demeurer clopinant. (Traduction de Joubert, Traité V, chapitre 1ᵉʳ).

Nous n'insisterons pas davantage sur un détail qui n'a qu'une importance purement historique, et nous étudierons immédiatement les moyens qui ont été successivement employés.

(1) Malgaigne. Traité des fractures et des luxations, t. I, /p. 304.
(2) Boyer. Traité des maladies chirurgicales, 3ᵉ édition, 1822, t. III, p. 107.

Le traitement médical qui, dans le cas de pseudarthrose confirmée, est tout à fait impuissant, peut rendre néanmoins des services, s'il est associé à une intervention chirurgicale; les préparations de chaux, les mercuriaux, l'iode, les reconstituants trouvent leur indication suivant les cas; mais il ne nous occupera pas plus longtemps.

Nous passerons également sous silence le traitement palliatif qui nous entraînerait à une longue et fastidieuse énumération des nombreux appareils inventés pour chaque cas particulier. Arrivons donc immédiatement au traitement curatif.

Nous éliminons de suite le traitement par l'immobilité prolongée, soit seule, soit associée à la compression des fragments ou à leur extension, qui ne réussit que dans les cas simples de retard de consolidation, sans véritable pseudarthrose, et nous allons rapidement passer en revue les divers procédés chirurgicaux mis en usage.

Pour le faire avec méthode, nous prendrons d'une manière générale l'ordre établi par Malgaigne, car les classifications adoptées par Gurlt (1) et Bérenger-Féraud (2) pour l'exposé des procédés chirurgicaux applicables à la cure des pseudarthroses, nous paraissent beaucoup trop compliquées.

Le *frottement* des fragments l'un contre l'autre, comme nous l'avons déjà dit, a été longtemps le seul moyen employé ; dans un grand nombre de cas, surtout l'orsqu'il n'y a pas trop d'écartement des fragments, pas d'interposition de corps étrangers entre eux, pas de maladies de

---

(1) Gurlt. Handbuch der lehre von den Knochenbrnchen, 1862.

(2) Bérenger-Féraud. Traité des fractures non consolidées et des pseudarthroses, 1871.

Fouilloux.   2

leurs extrémités, cette méthode permet souvent d'obtenir la consolidation, on peut toujours la tenter, sans inconvénient pour les malades. Withe (1) a imaginé un autre moyen qu'on peut rapprocher de la méthode de Celse : il consiste, pour les pseudarthroses du membre inférieur, à faire marcher le malade avec un appareil, ce qui a pour conséquence de produire un certain degré d'irritation de l'extrémité des fragments qui peut suffire à provoquer le travail de réparation. Les résultats de ce traitement ne sont pas très-favorables, au dire de Bérenger-Féraud ; il n'estime qu'à 6 pour 100 les succès obtenus. De plus, il convient d'ajouter qu'il n'est pas toujours inoffensif. On l'a vu déterminer la suppuration du foyer de la fracture, surtout lorsqu'il y avait maladie préexistante des os.

L'acupuncture. Les aiguilles qui ont été proposées en 1837 par Malgaigne n'ont guère donné de bons résultats à ce chirurgien. Il dit lui-même que, dans une pseudarthrose du fémur, il ne put faire pénétrer entre les fragments aucune des 36 aiguilles qu'il employa. Maisonneuve (2) combat également l'acupuncture qui a cependant donné des succès dans les mains de Wiessel et de Lenoir.

L'électro-puncture paraît préférable, parce que, à l'action irritante des aiguilles se joint, sous l'influence du courant électrique, une modification de la circulation. Elle a été fréquemment employée, et ces jours derniers encore, à la Société de Chirurgie (3), à propos d'un malade présenté

(1) Withe. Cases in Surgery, 1770, p. 75.
(2) Maisonneuve. Bulletin général de thérapeutique, tome XXIX. p. 513.
(3) Société de chirurgie, séance du 2 février 1881.

par M. Verneuil, et qui était atteint d'une pseudarthrose de la jambe, M. de Saint-Germain proposait de faire l'application de cette méthode.

Nous avons souvent vu employer avec succès par le professeur Broca, dans des cas de retard déjà ancien de consolidation, *la pointe de Malgaigne* qu'il enfonçait dans le foyer même de la fracture, et qu'il laissait en place une quinzaine de jours. Les résultats de cette pratique ont été consignés dans la thèse de M. Saint-Martin (1).

Ces divers moyens ne sont applicables qu'aux pseudarthroses serrées. Ils peuvent déterminer des accidents si les fragments osseux sont malades, et enfin lorsqu'il y a formation d'une véritable articulation, ce n'est qu'en provoquant une arthrite suivie d'ankylose qu'ils amènent la guérison.

La cautérisation fut mise en pratique la première fois par H. Cline, de Londres, d'après Norris (2) ; puis par Earle (3) (1829). Ces chirurgiens mettaient à nu le foyer de la fracture et cautérisaient avec la potasse. Mayor (4) a employé la cautérisation sous-cutanée en introduisant entre les fragments une canule remplie d'eau bouillante ; enfin Nélaton a pratiqué la cautérisation au moyen du galvano-cautère. Malgré les quelques succès qui ont été enregistrés, nous sommes peu partisans de cette méthode qui determine forcément la suppuration et est souvent suivie de nécrose dont l'élimination peut retarder longtemps la guérison. On doit rattacher à cette méthode les injections

---

(1) Saint-Martin. Thèse Paris, 1879.

(2) Morris, Of the occurence after fractures, etc. In American Journal of med. sciences, t. III, p. 13, 1842.

(3) Earle. Medical and chirurgical transactions, vol. XII, p. 170.

(4) Mayor. Nouveau système de déligation chirurgicale, t. I, p. 21.

de liquides irritants dans le foyer de la pseudarthrose.
Bérenger-Féraud conseille, à l'exemple de Bourguet (d'Aix)
de donner la préférence à l'ammoniaque. C'est dans la
séance de la Société de Chirurgie du 28 Janvier 1874 que ce
chirurgien a lu l'observation d'une pseudarthrose de la
cuisse datant déjà de plus de six mois et qui a été heureu-
sement guérie par une injection d'ammoniaque étendue
d'eau. Ce fait vient confirmer les tentatives faites par Azam
(de Bordeaux) et le résultat obtenu en 1833 par Hulse de
Pensacola ; mais il y avait chez le malade de Hulse cette
particularité : il était porteur d'une fistule communiquant
avec le foyer de la fracture, et c'est dans l'intérieur de ce
trajet que furent faites les injections. — Bourguet dit en
terminant sa communication qu'on devrait toujours, en
présence d'une pseudarthrose, avoir d'abord recours à cette
méthode qui est inoffensive, avant d'en venir à des opérations plus graves.

D'autres succès ont également été obtenus en employant
comme irritants différents liquides. — Carrier (1) a rapporté l'observation d'une pseudarthrose du tibia, rapidement guérie par des injections de teinture d'iode dans le
foyer de la fracture. — Bidder (2) a également réussi a obtenir la consolidation d'une fracture de la jambe par des
injections d'acide lactique aidées par le massage et des
exercices de marche. — L'emploi de l'acide phénique et de
divers autres liquides que nous n'énumérerons pas ont
aussi, dans certains cas, été couronnés de succès. Suivant
les circonstances, on a dû faire successivement plusieurs
injections à quelques jours de distance, pour arriver à

(1) Carrier. France médicale, 20 juillet 1878.
(2) Bidder. Deutsche med. Wochensch., n° 20-22, 1875.

provoquer un travail suffisant d'inflammation réparatrice.

Malgré un certain nombre d'observations qui plaident en faveur des injections irritantes, nous croyons que leur indication est assez limitée.

Les perforations sous-cutanées ont dû naturellement d'assez bonne heure être employées contre les pseudarthroses, car en mettant les plaies osseuses à l'abri du contact de l'air, on devait espérer se trouver dans les conditions des fractures simples et éviter la suppuration du foyer. C'est à Bell, (dit Malgaigne, tome I, page 318) qu'on doit rapporter l'idée première de l'opération qui a été faite par Blandin, Ollier, au moyen du poinçon et du bistouri, et par Barthélemy (1) au moyen de la rape. Mais nous ferons remarquer qu'alors c'est presque une véritable résection. — C'est surtout Brainard (2) (de Chicago) qui a recommandé les perforations sous-cutanées et fourni les meilleures statistiques; il conseille l'emploi du perforateur. Ce procédé n'est applicable qu'à un certain nombre de cas et peut faire craindre, en agissant à l'aide de ponctions aveugles, des lésions vasculaires ou nerveuses : aussi ne le recommanderons-nous pas.

Le *séton* parait avoir été employé pour la première fois par Winslow, 1787, et par Percy en 1799; mais c'est surtout Physick, de Philadelphie qui a fait, en 1802, une étude complète de l'emploi du séton, qu'il passait soit avec une aiguille, soit avec un trocart. Oppenheim, (de Hambourg), dans deux mémoires, l'un datant de 1828, l'autre de 1837, a préconisé l'emploi du séton. — Enfin, le procédé

(1) Barthélemy. Thèse de Montpellier, 1814.
(2, D. Brainard. Mémoire sur le traitement des fractures non réunies. Paris, 1854.

le plus récent est celui de Dénucé (de Bordeaux) qui combine le couteau à la scie et à l'aiguille. Roy de Clotte (1), dans sa thèse inaugurale, a exposé la pratique de ce chirurgien, et voici en résumé ce qu'il en dit : La résection des fragments, jointe à la suture osseuse, qui répond d'une façon complète aux indications que ne peuvent remplir les autres méthodes, est une opération trop sérieuse, surtout à la cuisse, à tel point qu'il vaudrait mieux laisser au malade son infirmité que lui faire courir des chances aussi nombreuses de mort : aussi propose-t-il de la remplacer par le procédé de Dénucé, son oncle. Ce procédé n'est en somme qu'une modification du séton avec rugination des extrémités. Une forte aiguille à séton, portée sur un manche et pourvue d'une double rangée de dents, comme la scie de Larrey, est introduite entre les fragments, le membre ayant été préalablement immobilisé dans un appareil qui, s'ouvrant en valve, permet de découvrir le siège de la fracture. On rugine, au moyen de la scie, les fragments osseux, et on passe entre eux le séton en retirant l'instrument.

Nous bornerons notre appréciation de ce procédé à la note que M. Berger a mise à la suite de l'analyse qu'il a faite de ce travail dans la Revue des Sciences médicales (1874, page 419) « Roy de Clotte qui est de Bordeaux, par une étrange coïncidence n'a presque eu à noter dans sa petite statistique que des succès à Bordeaux et des insuccès à Paris. »

D'une manière générale, nous dirons que le séton est un moyen très énergique, mais dont il est difficile de mesurer

______

(1) Roy de Clotte. Étude sur les pseudarthroses. Thèse de Paris, 1873.

l'action; l'inflammation qu'il détermine dépasse souvent le but, et peut provoquer l'inflammation des parties molles et des parties dures, des fusées purulentes, de la septicémie, et cela d'autant plus que la pseudarthrose est placée dans une région plus volumineuse ou plus voisine du tronc. Laissé en place trop longtemps, il détermine l'absorption des os, comme le montre bien une remarquable observation de Bérenger–Féraud emprunté aux Archives générales de Médecine (1° série 1828, tome 27, page 446).

L'écrasement linéaire du cal fibreux, qui a surtout été recommandé par Sommé (d'Anvers) (1) et Seerig (2), consiste à faire lentement cette section au moyen d'un fil métallique passé autour des parties malades et dont les deux extrémités sortent par une même ouverture.

Cette opération ne peut guère être employée que dans les cas de pseudarthroses fibreuses, et encore ne l'a-t-elle été qu'assez rarement.

On pourrait rattacher à cette méthode une observation de P. Lemoyne, rapportée dans l'American Journal (avril 1889, p. 434) et qui a trait à une pseudarthrose de l'humérus guérie par l'application du clamp et la double ligature.

L'implantation de corps étrangers dans les fragments a été suggérée aux chirurgiens par les résultats des expériences physiologiques. Troja, Duhamel, Flourens, dans leurs recherches sur le développement des os, ayant enfoncé des petits clous de plomb ou d'acier dans la diaphyse des os longs chez les animaux, signalèrent le peu de gra-

(1) Sommé. A case of un united fractures of the thigh bones, etc. Med. chirurg. Transactions, t. XVI, p. 36, 1830.

(2) Seerig. De pseudarthrosi de fract. procifiente. In diss. ac. Regiomontii, 1838.

vité de ces perforations jamais suivies d'accidents, et l'excitation sécrétoire des tissus générateurs de l'os qui en étaient une conséquence.

S'appuyant sur les travaux de ces physiologistes, Dieffenbach eut l'idée d'appliquer ces expériences au traitement des pseudarthroses, et il a fourni des faits de succès de ce mode de traitement dans le Casper's Wochenscrift (2 novembre 1848). Il a employé des chevilles d'ivoire généralement bien supportées par les os et capables de provoquer un travail d'inflammation réparatrice suffisant. Quelques chirurgiens ont remplacé les chevilles d'ivoire par celles de plomb et, perfectionnant la méthode, ont fini par transformer ce procédé en une véritable suture, soit en reliant entre elles les chevilles des deux fragments, soit en faisant traverser par la même cheville les deux extrémités de l'os fracturé.

La résection et la suture du périoste conseillées par Jordan, de Manchester (1), n'ont pas jusqu'ici donné de grands résultats et ne paraissent pas appelées à un bien grand avenir.

Tous les procédés que nous venons d'examiner ont, ainsi que le montre la statistique, fourni, selon les cas, des résultats heureux. Mais, comme nous l'avons fait observer dans le courant de ce travail, ce sont des moyens infidèles dans un grand nombre de cas, et il ne reste plus qu'une seule méthode vraiment efficace, applicable à la grande majorité des pseudarthroses : c'est la résection des fragments, surtout lorsqu'elle est unie à la suture osseuse qui fournit un puissant moyen d'immobilisation. Aussi réser-

(1) Jordan. Traité des pseudarthroses par l'autoplastie périostique. Paris, 1860.

vons-nous à son étude un chapitre tout entier, mais nous croyons utile, avant de l'aborder, de consacrer quelques lignes à un examen rapide des causes de la non-consolidation, et aux altérations anatomiques qui en sont la suite, soit du côté du squelette, soit du côté des parties molles, pour en tirer plus tard d'utiles indications au sujet de l'intervention chirurgicale.

CHAPITRE II.

ETIOLOGIE. ANATOMIE PATHOLOGIQUE. CLASSIFICATION.

Lorsqu'un os a été fracturé, il se fait d'abord dans le foyer même de la fracture un épanchement sanguin qui se résorbe, et il se produit ensuite du côté des fragments et des parties molles environnantes une sécrétion de lymphe plastique qui s'organise et devient l'origine du cal.

De nombreuses causes peuvent modifier les conditions normales de ce processus réparateur et entraîner. dans les cas les plus favorables, un simple retard de consolidation; dans les autres, une véritable cicatrisation isolée des deux fragments et, comme conséquence, une pseudarthrose.

Il faut remonter jusqu'à Boyer (1) pour trouver une véritable classification méthodique de ces causes. Le premier, il les divise en générales et locales ; et cette division est encore acceptée par tous les chirurgiens. Les auteurs qui ont suivi ont peu ajouté. C'est ainsi que Richerand (2) n'a guère insisté que sur quelques particula-

(1) Boyer. Maladies chirurgicales, t. III, p. 93.
(2) Richerand. Nosographie chirurgicale, t. III, p. 37, 2e édit.

rités toutes locales. Delpech (1) se borne également d'une façon presque exclusive à l'étude des conditions locales, et on ne trouve guère que Cloquet (1824) (2) qui attache une influence considérable à l'état général du blessé. Jusqu'au beau travail de Malgaigne sur les fractures, la classification de Sanson (3) (1829) et celle du Compendium de chirurgie méritent seules d'être citées pour les vues nouvelles qu'elles renferment.

L'énumération que donne Malgaigne des causes de la non-consolidation est si complète, si précise, si méthodique, qu'il n'y a que bien peu de chose à ajouter, et que Garlt et Bérenger-Féraud l'ont presque textuellement adoptée. Nous l'accepterons donc pour guide dans notre rapide exposé, nous arrêtant seulement sur quelques points que les travaux contemporains ont plus particulièrement mis en relief.

Disons tout d'abord que lorsqu'on ouvre pour la première fois les auteurs que nous venons de citer, on est frappé du grand nombre de causes qu'ils admettent pour les pseudarthroses, et on serait tenté de croire que cet accident est fréquent, tant sont multiples et diverses les conditions capables d'empêcher le travail de réparation. Il n'en est rien cependant, et si les diverses statistiques des chirurgiens sur la proportion existante entre le chiffre des fractures et celui des pseudarthroses présentent de grandes divergences. Il n'en ressort pas moins que c'est une complication des plus rares. Aussi serions-nous assez disposé, à l'exemple de Callender (4), qui dit n'avoir observé qu'une

---

(1) Delpech. Dict., en 60 vol., art. Cal.
(2) Cloquet. Dict. en 21 vol., art. Fracture.
(3) Sanson. Dict. en 15 vol., t. III.
(4) Callender. British med. Journal, t. II, p. 597.

pseudarthrose sur 2,500 fractures, à considérer comme ex-trèmement secondaires les causés générales que nous allons cependant éuumérer.

Nous acceptons plus volontiers la prédisposition que présentent certains os, mais nous n'y voyons là qu'une cause locale, et nous la rejetons volontiers des causes générales parmi lesquelles l'a classée Bérenger-Féraud.

Le régime aurait également une action, par exemple l'état anémique engendré par une alimentation insuffisante, et c'est en déterminant des conséquences analogues pour l'étatgénéral qu'agirait l'onanisme.

Les influences extérieures d'âge, de sexe, de pays, de saisons ne paraissent avoir aucune action ; on note seulement que les pseudarthroses sont plus fréquentes dans les pays, dans les saisons et aux âges où on constate le plus de fractures.

Si nous acceptons, à la rigueur mais avec beaucoup de réserve, l'action des causes précédentes, nous ne saurions en faire de même à l'égard des émotions morales, et nous rejetons absolument l'influence de l'ennui, bien qu'au dire de Bérenger-Féraud on trouverait dans Marriques (Dissertation sur la formation et les vices du cal, Paris, 1793), dans Thierry (journal L'Expérience, 1841), dans Aubin (Thèse Monpellier, 1868), des observations de pseudarthroses qui ne peuvent laisser de doute sur la réalité de cette cause.

Nous rejetons également une cause prédisposante, appuyée cependant de l'autorité de M. Tillaux, et que nous trouvons dans la thèse de Wathier (1). Nous la trans-

(1) Wathier. De la pseudarthrose consécutive aux fractures de l'humérus, da son traitement par la résection et la suture osseuse. Thèse Paris, 1877. p. 15.

crivons textuellement : « Avant de terminer ce court exposé des causes générales, nous signalerons un fait d'observation de M. Tillaux. Ce savant chirurgien a constaté souvent que pendant un laps de temps plus ou moins considérable, il y avait sous une influence nosocomiale inconnue des retards dans la consolidation des fractures, sans qu'il y ait pour cela terminaison par pseudarthrose. — On ne peut certainement pas invoquer, dans ce cas, l'influence simultanée du régime alimentaire et du traitement chirurgical, car les soins conférés par le chirurgien sont en tous temps les mêmes, et le régime hospitalier ne subit guère de variations. »

La grossesse et la lactation elle-même paraissent avoir une action plus marquée sur le processus réparateur de l'os. Bien que, dans ces cas, la consolidation soit la règle. on ne saurait révoquer en doute les exemples assez nombreux de fractures dont la consolidation a été retardée jusqu'après la grossesse, et qu'on trouve cités par Fabrice de Hilden, Norris, Boyer, etc. — Bérenger-Féraud, analysant ces divers faits, les attribue à l'état chloro-anémique fréquent chez les femmes grosses. Nous adoptons parfaitement cette manière de voir, mais nous ferons remarquer en outre que la plupart des observations se rapportent à des fractures des membres inférieurs et que, chez la femme enceinte, la circulation veineuse de ces membres est bien souvent troublée. Or, nous montrerons plus loin, l'influence que les oblitérations veineuses peuvent avoir, d'après Callender, sur la consolidation des fractures.

Quelques maladies aiguës ont été signalées comme pouvant déterminer la formation d'une pseudarthrose, lorsqu'elles surviennent pendant le temps de la consolidation;

l'érysipèle, dans certains cas, aurait arrêté et fait rétrograder le travail de consolidation.

Dans d'autres cas, au contraire, il aurait provoqué la formation du cal. (Exemple : l'observation de Seerig, publiée dans les Archives de médecine de 1835, t. IV, p. 104).

Pour nous, nous dirons que, le plus souvent, s'il est un accident fâcheux et fréquent dans les fractures compliquées, il ne les empêche pas de se consolider ; et que, même survenant après les opérations tentées pour remédier à une pseudarthrose il n'est pas un obstacle à la guérison, comme on peut le voir dans une de nos observations.

Le typhus, la fièvre typhoïde et surtout la variole retarderaient la consolidation et provoqueraient même le ramollissement du cal. Les observations les plus concluantes à cet égard sont celles de Guersant (1), qui a vu plusieurs fois le cal d'une fracture insensible devenir douloureux dans le cours de la variole ; il a cité même un fait où l'autopsie a montré l'influence fâcheuse qu'avait la variole sur les éléments du cal. L'influence du scorbut n'est pas moins douteuse ; mais, nous le répétons, ces exemples sont de véritables exceptions, et on trouve bien rarement de pareilles causes signalées, en parcourant les observations pourtant bien nombreuses de pseudarthroses renfermées dans le livre de Bérenger-Féraud, les thèses soutenues à la Faculté, et les divers recueils scientifiques. Cependant rationnellement, nous sommes assez disposé à admettre *a priori* l'influence que peuvent avoir sur la marche des lésions traumatiques en général, et sur celle des fractures en particulier, des affections comme celles que nous avons citées, et qui apportent des modifications considérables à la nutrition générale de l'économie tout entière.

(1) Guersant. Gaz. hôp., 1852.

Quant à l'influence de la fièvre intermittente, qui n'a guère pour elle que l'observation de Lemaire, rapportée par Malgaigne (t. I, page 156), nous croyons qu'elle aurait besoin d'âtre confirmée par d'autres faits.

L'étude de l'action des différentes diathèses sur les lésions traumatiques est de date encore récente. C'est à M. le professeur Verneuil qu'on doit la plupart des documents qui ont éclairé la question ; c'est lui qui a provoqué, par ses communications, les discussions qui ont été soutenues, sur ce sujet, à la Société de chirurgie et à l'Académie de médecine ; c'est lui encore qui a inspiré la plupart des travaux ayant trait à cette question : aussi ne doit-on pas s'étonner de trouver dans la plupart des auteurs et même dans le travail si complet de Bérenger-Féraud, des renseignements peu précis et de nombreuses lacunes. C'est dans la thèse d'agrégation de M. Berger qu'il faut aller chercher des éclaircissements. Ainsi, à propos de la goutte dont Bérenger-Féraud dit de même que, pour la scrofule, que leur action est tellement obscure qu'il vaut mieux avouer son ignorance et attendre la lumière, nous trouvons l'observation suivante (1) :

« Le Dr O. Reilly (2) rapporte à l'Académie de New-York un cas fort curieux, dans lequel la consolidation d'une fracture de la malléole interne a été détruite par le fait d'une attaque de goutte qui envahit l'articulation tibio-tarsienne. Une violente inflammation se produisit, entraînant la formation d'une ulcération qui mit la fracture dans les conditions d'une fracture compliquée ; on pouvait sen-

(1) Berger. De l'influence des maladies constitutionnelles sur la marche des lésions traumatiques. Thèse d'agrégation, 1875.

(2) O. Reilly. American Medical Times, n° 11, cité par Charcot, p. 95, traduction de Garrod.

tir, par cette ouverture, les fragments rugueux et mobiles. Quand l'attaque de goutte eut cessé, la plaie se ferma graduellement et les os se consolidèrent. »

Pour la scrofule, Berger cite John Hunter et Ancel (de Londres), qui ont parlé de la réunion des fractures lente à s'opérer dans la tuberculisation et la scrofule; puis il rappelle une observation de la thèse d'Eonnet, dans laquelle la consolidation ne put être obtenue que par l'emploi du traitement général, et conclut ainsi : « Voici ce que l'on peut admettre avec quelques réserves : la scrofule, par des altérations bien définies de texture, diminue la résistance du tissu osseux, et prédispose parfois aux fractures. »

Dans ces cas, le travail de consolidation s'effectuant aux dépens de tissus primitivement malades, il n'y a rien d'étonnant à ce que la consolidation soit retardée ou même ne puisse se faire. D'autre part, la cachexie scrofuleuse ou tuberculeuse, qui réagit sur tous les tissus et en diminue la vitalité, peut arrêter les phénomènes réparateurs, mais à une période avancée de la maladie générale. Quant à la production, au niveau du cal, d'un tissu semblable à celui qu'on trouve dans les jointures, à la déviation du travail local d'inflammation et de réparation donnant lieu à des tissus moins vivaces, moins plastiques au niveau du siège de la fracture, nous avouons manquer sur ce point de données anatomo-pathologiques.

L'influence de la syphilis est également étudiée par M. Berger : il rappelle les observations qui établissent le trouble apporté au travail réparateur et l'heureuse action du traitement spécifique, mais il termine son étude en concluant comme Bérenger-Féraud : 1° que la syphilis n'a d'action réelle qu'à l'état de gravité assez grande, et par conséquent rare ; 2° qu'elle peut agir par deux mécanismes différents, soit par viciation des tissus, soit par altération dyscrasique de la constitution.

Nous n'avons pas à insister sur le cancer comme cause de pseudarthrose. Le mécanisme est facile à comprendre : il est dû à l'altération de l'os par le néoplasme, ou à la déchéance organique qui est la conséquence de la diathèse, lorsque accidentellement il y a fracture d'un os sain chez un cancéreux. M. Berger en rapporte une observation communiquée par Gauderon (p. 53).

Quant au rachitisme, il prédispose aux fractures et aux cals exubérants, mais n'entrave pas la consolidation.

Nous avons recherché si l'ataxie locomotrice qui, dans certains cas, prédispose aux fractures, comme l'a si bien montré M. le professeur Charcot, était une cause de retard de consolidation; mais nous n'avons trouvé aucun document sur ce point.

Les affections des centres nerveux (hémorrhagie, ramollissement, etc.) ne paraissent pas favoriser plus spécialement le développement des pseudarthroses dans les cas de fracture du membre paralysé. Du reste, la question nous importe peu, l'impotence du malade rendant inutile toute intervention.

Les causes générales sont nombreuses, on le voit, et leur action paraît bien établie par des observations dignes de foi. Cependant, comme nous l'avons déjà dit, leur importance est des plus secondaires en réalité, et lorsqu'on pénètre plus avant dans l'étude des pseudarthroses, on constate que ce sont les causes locales qui jouent de beaucoup le principal rôle pour empêcher le travail de consolidation; c'est là, du reste, un point que nous trouvons signalé par Gurlt, Bérenger-Féraud, Callender, Roy de Clotte, Wathier, etc.

Les causes locales peuvent affecter le membre en dehors de la fracture, ou se rattacher à la disposition des fragments, ou enfin être attribuées au traitement.

En dehors de la fracture, signalons d'abord la prédisposition de certains os. En première ligne, il faut mettre, d'après la plupart des statistiques, l'humérus, à cause de la difficulté qu'il y a à obtenir une immobilisation complète.

La paralysie du membre, consécutive à la fracture, est une cause bien évidente de pseudarthrose.

Nous ne citerons pas les faits relatés par Travers, B. Philippe, Malgaigne, etc..., mais nous rapporterons un exemple que nous avons observé en 1879 dans le service du professeur Broca.

« Le nommé X..., âgé de 35 ans, était depuis plusieurs mois à l'hôpital Necker, lorsque nous l'avons vu pour la première fois au mois de janvier 1879. Ce malade avait une fracture de l'humérus droit au tiers moyen, datant déjà de plus d'une année, et qui ne présentait aucune trace de consolidation.

« La mobilité des deux fragments l'un sur l'autre était complète, et le membre en était arrivé à un degré d'atrophie considérable. On constatait en même temps une perte totale de la sensibilité et la disparition absolue de tout mouvement volontaire. »

Pour expliquer une paralysie aussi étendue et aussi complète, M. Broca admit que le plexus brachial avait dû subir, au moment de l'accident, une forte contusion ou un grand tiraillement ; et c'est à l'existence de la lésion nerveuse, dont la manifestation était si évidente, qu'il attribua l'absence de tout travail de consolidation. Chez cet homme les ongles de la main, du côté fracturé, étaient complètement atrophiés, légèrement renflés et raccornis à leur extrémité libre ; toute leur surface était terne et dépolie. Il constatait lui-même que, depuis son accident, leur croissance avait été complètement arrêtée.

Dans ces cas, les conditions mêmes du membre s'opposent à toute intervention chirugicale.

Les obstacles à la circulation ont été admis comme cause de pseudarthrose, d'après l'opinion de Dupuytren, qui dit que la ligature de l'artère principale d'un membre peut retarder la consolidation, et sur une observation de Lisfranc qui a vu la réparation manquer pour une fracture de jambe, parcequ'on avait appliqué au niveau du genou un lacs trop serré qui gênait la circulation ; le cal se forma rapidement dès qu'on l'eut supprimé.

Callender, dans le British méd. Journal (1) insiste sur une cause que nous n'avons retrouvée mentionnée nulle part ailleurs. Cette cause, c'est la formation de caillots dans un tronc veineux et l'oblitération de celui-ci à la suite de la contusion des parties molles, surtout dans les fractures par violence extérieure.

Lorsque la veine oblitérée est un tronc important, il en résulte un œdème dur qui est l'obstacle principal à la consolidation, et qui persiste aussi longtemps que celle-ci n'est pas effectuée.

Callender a étudié, dans le système de chirurgie de Holmes, la manière dont les veines ainsi oblitérées redeviennent perméables ; ce qu'il y a de remarquable, c'est que les autres veines, alors même qu'elles n'ont pas été intéressées, ne se dilatent pas pour permettre une circulation collatérale plus abondante.

(1) Callender. British med. Journal, 30 novembre 1872, t. II, p. 597.

On peut rapprocher de cette opinion celle d'Hennequin, citée dans la thèse de Lataste (1), qui prétend que la consolidation est retardée dans les fractures des membres atteints d'ulcères variqueux, et qui cite à l'appui des expériences faites en Allemagne sur des animaux : on leur fracturait un membre sur lequel on avait établi au préalable une ulcération persistante. Mais nous n'insisterons pas, car nous manquons de faits pour résoudre la question.

Quant à l'influence des phlegmasies aiguës, nous en avons déjà parlé à propos de l'érysipèle. Ajoutons qu'il est évident que toute cause qui tend à faire suppurer le foyer d'une fracture peut en retarder la consolidation.

Les causes qui se rattachent aux conditions mêmes de la fracture sont très complètement étudiées surtout par Bérenger-Féraud.

Il signale d'abord le siège de la fracture au voisinage des articulations ; il suffit de rappeler à cet égard la difficulté qu'on a à obtenir la consolidation des fractures du col du fémur.

La direction da la fracture, l'obliquité des fragments est une cause fréquente de pseudarthrose, vu la difficulté, d'après Malgaigne (tome, p. 145) qu'il y a à maintenir en rapport exact les extrémités osseuses ; et c'est dans ces cas qu'on a pu proposer de faire immédiatement l'application de la pointe métallique ou même la suture osseuse.

La nature de la fracture. Celles qui sont produites par armes à feu sont les plus exposées, puis les fractures par cause directe, ce qui s'explique par l'étendue des désordres qui en résultent.

(1) Lataste. De l'état des membres fracturés après la consolidation, Paris, thèse 1880.

L'écartement des fragments, dont le type est fourni par les fractures transversales de la rotule, présente une dificulté de consolidation d'autant plus grande qu'il est plus prononcé.

L'interposition de corps étrangers peut empêcher la consolidation. Mais le cal, dans certains cas, se forme malgré leur présence, et on trouve de nombreuses observations dans lesquelles des fragments de plomb, de vêtements, des séquestres ont été trouvés invaginés dans le cal.

Si nous ne nous appesantissons pas davantage sur ces causes, malgré leur importance, c'est que nous les avons trouvées très complètement traitées dans les travaux antérieurs, et nous y renvoyons.

L'interposition entre les fragments du tissu musculaire a été surtout étudiée par Wathier, c'est même ce qui forme la partie originale de son travail. Elle est plus fréquente qu'on ne l'avait généralement admis, et on verra que cette cause a dû jouer un rôle dans l'observation du malade de M. Monod.

Puel (1) admet que le sang épanché entre les fragments peut empêcher la consolidation par la décomposition en pus, sa réduction en caillots fibrineux ou sa transformation en kyste liquide. Cette action de l'épanchement sanguin qui était admise par Callisen Cooper, Cruveilhier, est révoquée en doute par Malgaigne, à l'opinion duquel nous nous rattachons. Nous rejetons également l'influence des épanchements primitifs de sérosité acceptée par Peltier (2). La suppuration du foyer de la fracture retarde, sans l'empêcher, cependant, la consolidation.

(1) A. Puel. Essai sur les pseudarthroses. Thèse de Paris, 1867.
(2) Peltier. Mouvement médical, 1869.

Il nous reste maintenant quelques mots à dire des maladies qui peuvent atteindre les fragments.

Le cancer, les hydatides, les tumeurs sarcomateuses et fibro-plastiques, etc..., qui sont la cause efficiente de la fracture, ne permettent pas au travail de réparation de s'effectuer.

La nécrose, l'ostéite, le ramollissement ou l'atrophie des fragments, produisent également la non consolidation. Mais lorsque ces lésions sont limitées, il y a une véritable indication à la résection des fragments qui, permettant d'enlever les parties malades, place ensuite les os dans des conditions favorables à la formation du cal.

Il convient, pour terminer, d'ajouter à ces causes de pseudarthroses un traitement mal dirigé, mais il faut ajouter, à l'honneur de notre chirurgie, que ces faits deviennent tous les jours plus rares,

L'abus des topiques humectants, que nous croyons volontiers assez inutiles, nous paraît avoir été incriminé à tort par Nivet (1).

Quant à l'application prématurée d'un bandage, nous le croyons plus utile que nuisible ; c'est le meilleur prophylactique de l'inflammation et de la douleur et, dans ce cas, c'est à un appareil mal fait, bien plus qu'à un appareil trop tôt appliqué, qu'on doit attribuer l'accident. — L'application trop prolongée du bandage n'a pas non plus une action bien sérieuse, c'est tout au plus si elle retarde la fin seulement de la consolidation en favorisant le développement de cet état décrit par Cloquet (2) sous le nom de scorbut local.

(1) Gazette médicale, 1838, ip. 36.
(2) Cloquet. Archives gén. de méd., t. I.

Mais ce qui est essentiellement fâcheux, c'est le défaut de contention suffisante des fragments qui a pour conséquence leur mobilité ; c'est aussi la coaptation imparfaite des fragments qui, souvent, n'aboutit qu'au cal vicieux, mais qui peut, aidée par le chevauchement, favoriser la cicatrisation isolée des fragments et par suite la productiond'une pseudarthrose. Enfin, on a signalé encore l'exercice prématuré du membre.

Si la connaissance des causes est nécessaire au chirurgien qui doit décider du procédé opératoire à employer pour remédier à une pseudathrose, celle de l'anatomie pathologique est plus importante encore, car nous verrons qu'il peut ressortir de véritables indications de l'état des fragments.

Examinons d'abord rapidement ce que devient un membre atteint d'une fracture qui ne s'est pas consolidée.

A la suite de toutes les fractures, même de celles qui ne portent que sur de minces lamelles osseuses arrachées sans de grandes violences extérieures, comme certaines fractures de l'épitrochlée citées par César (1), on voit toujours survenir de l'atrophie musculaire plus prononcée sur le segment blessé du membre.

Le degré de cette atrophie est généralement en rapport avec la durée du traitement, non pas qu'il faille l'attribuer à l'immobilité, car c'est plutôt la conséquence du travail inflammatoire que nécessite la réparation ; c'est une véritable myosite interstitielle, dit Hayem (2) ; elle persiste généralement assez longtemps, et disparaît d'autant plus lentement que le sujet est plus âgé.

(1) César. Des fractures de l'épitrochlée. Thèse Paris, 1876.
(2) Hayem. Dict. encycl., art. Muscle, et Recherches sur l'anatom. path. des atrophies musculaires. Paris, 1877.

Dans toutes les pseudarthroses, on retrouve cette atrophie du système musculaire, mais elle varie suivant que la maladie a eue pour conséquence d'empêcher toutes les fonctions du membre, ou qu'il est encore capable de rendre quelques services. Dans le premier cas elle ne fait qu'augmenter ; dans le second, au contraire, elle tend à diminuer proportionnellement à l'activité du muscle.

Les articulations voisines d'une pseudarthrose sont très souvent atteintes d'ankylose plus ou moins complète peu de temps après la formation de la fausse articulation. On a observé que c'est l'articulation la plus voisine qui est toujours la plus malade. L'inaction de la jointure normale qui est la conséquence de la néarthrose est évidemment la cause de ce phénomène.

Les autopsies des pseudarthroses sont peu fréquentes, et dans les observations publiées on trouve des descriptions très détaillées des fragments, mais l'état général du membre paraît avoir, le plus souvent, peu attiré l'attention. Aussi, croyons-nous devoir rapporter le résultat complet d'une autopsie de pseudarthrose du bras, datant de deux ans, faite par Thomas Evelyn Little (1).

« *Etat de la fracture*. — Le canal médullaire est oblitéré au niveau des deux fragments. Ceux-ci sont reliés par d'épaisses fibres ligamenteuses qui prennent leur insertion sur les bords modifiés de l'os. Une véritable absorption interstitielle a eu pour résultat d'arrondir et d'émousser complètement les angles des fragments osseux. Ceux-ci, du reste, n'ont subi aucune atrophie notable. Les parties voisines sont saines à l'exception du nerf radial, qui a été

(1) Thomas Evelyn Little. Trish hôpital Gazette, july, 1874, p 215.

contus dans la fracture. A son niveau, il présente un renflement fibreux qui ressemble à un névrome, et il adhère
intimement à l'extrémité du fragment supérieur.

Etat du membre. — Toutes les articulations sous-jacentes à la fracture sont ankylosées, depuis le coude jusqu'à
la jointure des doigts. L'ankylose est fibreuse pour le coude
et les articulations radio-cubitales inférieures et supérieures, osseuse pour celles du carpe et du métacarpe. Les os
du poignet et de la main ont subi une atrophie notable ; ils
sont aussi tellement ramollis que la moindre pression les
fait céder. Les muscles de l'avant-bras et de la main sont
réduits à la moitié de leur volume et sont profondément
altérés : le microscope montre une dégénérescence grais-
seuse de la fibre musculaire et surtout une infiltration
considérable dans les interstices des faisceaux musculaires. Ces lésions dégénératives étaient plus marquées à la
partie postérieure de l'avant-bras, c'est-à-dire dans la
sphère de distribution du radial. »

Les os ne conservent pas toujours sensiblement leur volume normal comme chez le sujet qui a fait l'objet de l'autopsie que nous venons de citer, et, d'après, Bérenger-
Féraud, il pourrait y avoir une véritable résorption osseuse
diminuant considérablement leurs dimensions.

On voit se produire ce fait après les amputations, comme
Morand (1), Larrey (2) et Rayer (3) et bien d'autres en ont
rapporté des exemples. Mais la seule observation qui dé-
montre le fait d'une façon irréfutable se trouve rapportée

(1) Morand. Mém. de l'Acad. chirurgic., p. 286. Edit. in-4, t. II.
(2) Larrey. Clinique chirurgicale, t. V, p. 258.
(3) Rayer. Archives gén. de méd., t. I, p. 530.

dans le Boston Med. and. Surg Journal, 10 octobre 1872, et si nous la citons malgré son étendue, c'est qu'elle ne l'a pas encore été par aucun de ceux qui se sont occupés des pseudarthroses et qui ont admis l'atrophie, comme Béren- ger- Féraud, en s'appuyant sur des considérations physio- logico-pathologiques, et sur les faits consécutifs aux am- putations que nous avons cités, et non sur une constatation réelle de l'absorption osseuse dans les pseudarthroses.

Ce cas fut cité pour la première fois en peu de mots dans le Boston medical de juillet 1838, et fut ensuite indiqué par Costello (1842) (Cyclopedia of Pratical Surgery) comme étant sans précédent dans les recueils de chirurgie, mais son histoire complète n'a paru qu'en 1872.

OBSERVATION.

En 1819, M. C. B..., de Boston, âgé de 18 ans, se fractura l'hu- mérus droit à la partie moyenne. A deux reprises et avant consoli- dation complète, il se rompit l'os au même point. Le troisième ac- cident survint deux mois seulement après le premier. A partir de cette époque, il n'y eut plus la moindre tendance à la consolidation. L'humérus commença à disparaître lentement et sans douleur. Il s'en détacha de petits fragments sans inflammation, et sans qu'il y ait jamais eu ni suppuration, ni fistule, ni solution quelconque dans la continuité du tégument.

L'évolution de ce processus dura douze années après lesquelles les choses restèrent en l'état où elles étaient au moment de la mort qui survint en 1871, le 11 février. Le malade succomba à une dou- ble pneumonie à l'âge de 70 ans, dans l'asile d'aliénés de Boston. En dehors de tout état mental, la santé avait toujours été excel- lente.

En 1847, le Dr Jackson, de Boston, avait donné une description du bras malade.

Le membre supérieur était pendant, plus court que celui du côté opposé. Du côté de l'épaule, l'humérus était représenté par une petite pièce cônique d'un pouce et demi de longueur ; dü côté du coude, par un fragment d'un demi-pouce de long et terminé en pointe à la partie supérieure, et relié par une portion ligamenteuse à un cubitus atrophié, irrégulier et terminé en pointe également. On pouvait faire exécuter à la main un mouvement de rotation complète.

Le professeur Gross vit le malade en 1856, et fit représenter dans sa Chirurgie (1re p. 882, 4e édition) le bras pendant la contraction des muscles. Le Dr Mosely qui put observer M. B... à l'asile d'aliénés dit qu'il pouvait se livrer à des travaux fort variés, manier la houe, le râteau, la pelle, balayer, fendre du bois, porter un seau d'eau ; écrire convenablement. Il faisait sa chambre et son lit. En tordant la partie supérieure de son bras, il pouvait se servir de ses doigts pour nouer une cravate. Un de ses amusements semble avoir été de faire faire à son bras un tour et demi de torsion dans un sens, de soulever alors un seau d'eau et de le laisser se détendre jusqu'à production d'un tour et demi de torsion dans le sens inverse. Ses mouvements de flexion où d'extension de l'avant-bras sur le bras n'étaient pas soumis à la volonté, mais subordonnés à la pesanteur.

Conformément au vœu du malade, le bras a été disséqué et déposé au musée de Harward médical School. M. Porter en a donné la description : il n'y avait d'autres traces d'humérus que des deux extrémités. Les restes de l'extrémité inférieure consistaient en une pièce ostéo-cartilagineuse, de forme pyramidale, longue d'un pouce et demi, large de trois quart de pouce à la base. Le radius et le cubitus atrophiés étaient confondus en un seul os dans leur tiers supérieur, et terminés par un olécrâne imparfait et réduit en pointe L'extrémité supérieure de l'humérus était représentée par trois fragments : la grosse tubérosité avec les insertions de ses trois muscles (longueur, 2 pouces, largeur 1 pouce), la petite tubérosité donnant insertion au sous-scapulaire (longueur, 4 lignes, largeur, 2 lignes) et une troisième pièce donnant attache au grand pectoral et au grand rond (longueur 1 pouce, largeur 1/2 pouce), le grand dorsal s'insérant sur le bord du grand rond. La cavité glénoïde était oblitérée. L'espace compris entre les fragments supérieurs et l'inférieur était rempli par un tissu fibro-musculaire ayant la moitié de la longueur de l'humérus normal. Les insertions musculaires semblent perdues dans la masse fibreuse. Les muscles un peu graisseux et atrophiés présentent cependant un certain degré de développement et peuvent être aisément distingués les uns des autres. Les artères, les veines et les nerfs, bien que n'ayant pas conservé leurs rapports avec les muscles ne présentent pas d'altération dans leur forme et dans leur structure.

On peut rapprocher de ce fait celui que rapporte Malgaigne (tome I, page 158) d'après Norris, mais sans aucun détail, et qui nous paraît avoir trait au même malade. « Un jeune homme de 18 ans s'était cassé l'humérus, la consolidation marchait à souhait, quand une nouvelle chute sépara de nouveau les fragments. Dès lors, la réunion non seulement ne se fit point, mais une absorption progressive s'exerça sur l'un et l'autre fragment, jusqu'à ce que, sans plaie et sans ulcération, l'humérus tout entier eût disparu, et, 18 ans plus tard, on n'en retrouvait aucune trace.

Il nous faut faire maintenant l'étude anatomique de la pseudarthrose elle-même.

Nous nous trouvons tout d'abord en présence d'un grand nombre de classifications et nous devons, avant d'aller plus loin, en choisir une pour pouvoir exposer méthodiquement les diverses variétés de pseudarthroses.

Cruveilhier, Malgaigne, Follin, Dénucé admettent trois classes qu'on peut rattacher aux trois catégories admises par le chirurgien de Bordeaux.

1° Les pseudo-synarthroses qui répondent aux amphiarthroses morbides de Cruveilhier, et dans lesquelles les fragments sont unis par du tissu fibreux.

2° Les pseudo-diarthroses ou arthrodies morbides de Cruveilhier, dans lesquelles on observe presque une véritable capsule articulaire, des encroûtements de cartilage, des synoviales embryonnaires.

3⁰ Enfin, les pseudarthroses libres ou flottantes (syssarcoses morbides de Cruveilhier), caractérisées, comme l'indique leur nom, par l'indépendance complète des fragments que rien ne relie entre eux.

Norris ajoute une quatrième classe à celles que nous venons d'énumérer : les fragments sont entourés d'une tumeur cartilagineuse dans laquelle l'ossification ne s'est pas faite ; il y a plutôt retard qu'absence définitive de la consolidation, et il suffit souvent du repos et d'une légère compression pour l'obtenir.

Enfin, Bérenger-Féraud a admis une cinquième variété, sous le nom de pseudarthrose ostéophytique, et qui est caractérisée par des altérations des extrémités osseuses.

Les trois premières classes admises par tous les auteurs constituent à notre avis les seules vraies pseudarthroses. Disons quelques mots de la disposition des parties dans ces cas :

Les *pseudo-synarthroses* ou *pseudarthroses fibreuses* simples sont caractérisées par la présence de trousseaux fibreux plus ou moins développés unissant les fragments l'un à l'autre. Les fragments peuvent être à peu près juxtaposés, ou chevaucher l'un sur l'autre à tel point que les deux solutions de continuité ne se correspondent plus et qu'il est impossible d'espérer une consolidation, si on ne remet pas les parties dans une position plus normale par une intervention chirurgicale ; enfin, un troisième cas peut se présenter, et on voit le tissu fibreux réunir deux fragments qui ne sont pas en contact. Dans ces circonstances on a dit, mais sans donner grande preuve à l'appui, que la rétraction propre du tissu fibreux pouvait suffire à amener la guérison.

Quelquefois des lambeaux de périoste conservés, ou un

commencement de travail d'ossification arrêté dans sa marche, peuvent déterminer la production de petites stalactites ou même de véritables bandelettes osseuses dans l'épaisseur du trousseau fibreux.

Si on se rappelle l'évolution du çal, la chose s'explique assez facilement. On sait en effet que la formation du cal est due à l'épanchement d'un blastème plasmatique dans lequel se montrent des cellules embryonnaires qui se transforment par imprégnation calcaire en tissu osseux. Mais on s'est assuré, par des expériences physiologiques, que si on imprime des mouvements aux parties au moment où se produit ce travail, on arrête la formation du tissu osseux, et les cellules embryonnaires se transforment en tissu fibreux.

La deuxième variété, *pseudo-diarthrose*, ou encore *pseud-arthrose fibro-synoviale* de certains auteurs, a été contestée, dit M. Terrier, par quelques écrivains, en particulier par Boyer. Mait elle est admise aujourd'hui, par la généralité des chirurgiens, à la suite des faits observés par Ev. Home, Key, Cruveilhier, Kuhnoltz, Chassaignac, Malgaigne, etc; elle est du reste, facile à produire chez les animaux, comme l'ont établi les travaux de Chaussier (1), de Breschet (2).

Les extrémités des fragments planes, convexes ou concaves, sont lisses, parfois recouvertes de cartilages, et présentent une synoviale sécrétant de la synovie : on a même vu, dans ces pseudarthroses, dit Follin, des cartilages interarticulaires. Il y a bien identité entre ces éléments, des

(1) Chaussier. Bulletin des sciences pour la Société philomatique An VIII, p. 97.

(2) Breschet. Quelques recherches historiques expérimentales sur le cal. Thèse concours, 1819.

fausses articulations et ceux des articulations normales. On voit également se produire, dit Langenbeck, dans les luxations anciennes ou congenitales, une véritable cavité articulaire avec synoviale et cartilages, à côté de l'ancienne.

Du reste, ces pseudo-diarthroses peuvent être atteintes des mêmes affections que les autres articulations, le rhumatisme, par exemple, ou encore l'arthrite, et cette considération a même son importance au point de vue du traitement, car il pourra être quelquefois possible de provoquer dans ces néarthroses un travail d'inflammation produisant l'ankylose et éviter ainsi de recourir à une opération plus radicale.

Giraldès (1) a cité une observation de tumeur blanche de pseudarthrose, et Lenoir (2) a trouvé à la Salpêtrière des corps étrangers cartilagineux dans la synoviale d'une de ces fausses articulations. Cette variété n'est qu'une modification des pseudarthroses fibreuses, et résulte des mouvements incessants des deux fragments, et si elle mérite une mention spéciale, c'est qu'il peut en surgir des indications au point de vue des moyens à employer pour la combattre.

Dans la troisième classe, qui comprend les *pseudarthroses libres* ou *flottantes*, les fragments sont remarquables par leur complète indépendance ; ils sont plus ou moins éloignés l'un de l'autre, leurs extrémités s'atrophient, s'effilent ou bien quelquefois l'un d'eux offre des végétations osseuses qui peuvent presque emboîter l'autre fragment, ce qui semble indiquer que tout l'effort de réparation s'é—

(1) Bulletin de la Société de chirurgie, t. I, p. 550.
(2) Lenoir. Mémoires de la Société de chirurgie, t. I, p. 183.

tant passé d'un seul côté, a contribué à la rendre insuffisante.

S'il y a contact, la surface, au lieu de se recouvrir d'un
bourrelet de périoste qui la coiffe en quelque sorte, présente un aspect éburné.

On observe encore cette variété à la suite des pertes de
substance d'un des os de l'avant-bras ou de la jambe, si
l'autre reste intact, car il joue le rôle d'une attelle rigide,
laquelle est un obstacle au rapprochement des deux fragments, condition nécessaire à la formation du cal. On en
trouve un exemple dans le *Traité des plaies par armes à
feu* de Legouest (p. 638) et Schwartz a rapporté (Société
anatomique, décembre 1880), un fait analogue qui avait
trait au cubitus. Les fractures voisines des articulations
sont aussi exposées aux pseudarthroses flottantes, mais
par un autre mécanisme : nous voulons parler du renversement du petit fragment par les muscles qui s'y insèrent,
de sorte que la tranche de la fracture du plus grand fragment répond à une surface osseuse, lisse et saine du plus
petit, ce qui fait que les éléments du cal ne peuvent réunir
ces deux parties.

Dans les fractures très voisines des articulations, il peut
y avoir aussi un lavage continu des éléments de réparation
qui seraient entraînés, d'après M. le professeur Léon Le-
fort, par la synovie, ce qui favoriserait la cicatrisation isolée des fragments.

D'autres fois, enfin, on trouve entre les fragments une
interposition notable de parties molles qui les séparent
complètement; il est facile de comprendre, dans tous les
cas, le peu de résultat à attendre de tout traitement qui ne
rapprocherait pas les fragments et ne produirait leur immobilisation absolue, et le seul procédé qui puisse remplir

ces indications, c'est, comme nous le montrerons plus tard, la suture osseuse.

Comme dans le cas précédent, le canal médullaire est oblitéré, du côté de la fracture, par une lamelle de tissu compacte.

On remarquera que, tandis que Bérenger-Féraud, Jamain et Terrier et la plupart des auteurs, des thèses publiées sur ce sujet dans ces dernières années, admettent cinq classes de pseudarthroses, nous n'en acceptons que trois, et voici les considérations qui nous ont guidé.

Le simple retard de consolidation, considéré comme la première classe des pseudarthroses par ces auteurs et bien avant eux par Norris, mais que Malgaigne, Follin et bien d'autres ont laissé de côté, ne nous paraît pas mériter une étude à part, d'abord parce que souvent, même après un temps relativement très long, il peut se terminer par guérison spontanée : nous n'en citerons pour preuve que les quelques faits rapportés dans une des plus récentes discussions de la Société de chirurgie (7 février 1881). M. Lannelongue a rappelé qu'il avait soigné en ville un homme d'une soixantaine d'années, près duquel il avait fait appeler en consultation M. Trélat et Broca : c'était une fracture horriblement comminutive.

Le malade guérit de tous ces accidents ; mais il conserva une pseudarthrose qui a persisté deux ans. Broca fit faire un appareil, un cal solide se forma, mais après deux années.

M. Després fait, à ce propos, observer qu'il ne faut pas confondre les fractures compliquées de plaies avec les pseudarthroses sans plaies : un malade qu'il a soigné à l'hôpital Cochin, a perdu un grand nombre d'esquilles, il est resté deux ans sans consolidation, puis il a guéri avec un raccourcissement de 12 centimètres.

Lorsque le malade n'a pas encore eu de consolidation au bout de huit ou neuf mois, on ne peut pas encore dire que c'est une pseudarthrose, mais une consolidation retardée, le cal se solidifie jusqu'au onzième ou douzième mois, et il ajoute : « J'hésiterai avant de faire une opération pour réunir les deux fragments, on a toujours le temps d'arriver à ce moyen extrême. Plus elle est éloignée du moment où la fracture s'est produite, moins elle offre de dangers. »

On voit, d'après ce chirurgien, l'importance qu'il y a à séparer la pseudarthrose du retard de consolidation ; dans ce dernier cas, en effet, il persiste un certain degré d'irritation au niveau des fragments, qui se traduit par la production de la douleur pendant les mouvements, et qui peut suffire à elle seule au travail de réparation.

C'est lorsque tout processus réparateur est complètement arrêté, qu'il y a pseudarthrose ; c'est pourquoi nous avons rejeté de notre classification la première classe de Bérenger-Féraud.

Dans cette même discussion de la Société de chirurgie, M. le professeur Trélat, rappelant qu'il avait vu, il y a quatre ans, avec M. Després, un malade chez lequel M. Després pensait à une pseudarthrose, tandis que lui-même croyait à un retard de consolidation, put observer combien ce diagnostic est difficile, et il ajoute que dans la pseudarthrose proprement dite, les extrémités osseuses sont réunies par du tissu fibreux, dans lequel toute formation ostéogène a disparu.

Si nous ne nous trompons dans notre interprétation, il nous semble que nous pouvons revendiquer également l'opinion de M. Trélat, pour appuyer la détermination que

Fouilloux.4

nous avons prise de ne pas étudier les retards de consolidation dans les pseudarthroses. Nous considérons qu'il est important au point de vue du traitement d'agir ainsi ; car, comme le dit le savant professeur que nous venons de citer, « dans ces cas, et surtout chez les enfants, il suffit de restituer aux malades les apparences de la santé générale, pour déterminer la consolidation. » Ce sont ces cas qui fournissent les nombreux succès enregistrés par le frottement des fragments, les injections iodées, l'électro-puncture, etc. Mais quelles différences dans les conditions anatomiques avec les trois grandes classes que nous avons étudiées, et que nous considérons comme les pseudarthroses proprement dites, et qui réclament pour guérir une intervention chirurgicale autrement sérieuse.

Quant aux pseudarthroses ostéophytiques, quatrième classe de Bérenger-Féraud, nous ne voyons pas pourquoi on l'étudierait à part.

Les maladies des fragments, carie, nécrose et surtout ostéite, peuvent compliquer les trois grandes classes que nous avons étudiées, mais ne peuvent en être isolées. Qu'il y ait altération osseuse ou non, les fragments peuvent être isolés ou unis par des tractus fibreux ; ils peuvent flotter librement ou chevaucher l'un sur l'autre ; ils peuvent s'envoyer à travers des trousseaux fibreux, des stalactites osseuses, ou se renfler en massue sans que pour cela les caractères anatomiques et la disposition des parties soient modifiés. C'est une complication, mais ce n'est pas une variété nouvelle ; nous ajouterons même que cette complication ne fait, dans bon nombre de cas, que rendre plus absolues encore les indications d'une intervention radicale.

Peut-être pourrait-on nous objecter que, parmi ces pseudarthroses dites ostéophytiques, il en est toute une série qui, par leurs causes et certains caractères, méritent de n'être pas confondues avec les autres classes, nous vou‑ lons parler de ces pseudarthroses qui sont dues à une ma‑ ladie primitive de l'os, cancer, ostéosarcome, tubercules, hydatides, etc. — Nous reconnaissons volontiers ce qu'a de fondé cet argument, et dans ce cas nous plaçant aussi bien au point de vue du pronostic qu'à celui du traitement, nous les séparerions complètement des autres variétés ostéophytiques telles que l'ostéite ou même la carie qui peuvent se montrer à titre de complication dans les autres classes déjà étudiées, et nous les désignerons sous le nom de *pseudarthroses spontanées*, opposé à la qualification de pseudarthroses traumatiques qu'on pourrait attribuer aux autres, au même titre qu'on fait une place à part aux fractures spontanées ou pathologiques dans l'histoire de ces lésions.

CHAPITRE III.

SYMPTÔMES. — DIAGNOSTIC ET PRONOSTIC.

L'étude que nous venons de faire dans le chapitre précédent de la disposition des fragments montre les difficultés qu'il y a à présenter un tableau d'ensemble des symptômes des pseudarthroses, car sans parler des variétés individuelles il résulte, au point de vue fonctionnel, des différences très tranchées suivant les conditions anatomiques. Aussi nous contenterons-nous d'indiquer d'une manière générale les conséquences des pseudarthroses, et nous étudierons, pour chaque variété en particulier, les signes fournis par l'exploration directe.

Le membre présente habituellement un degré d'atrophie des parties molles d'autant plus prononcée, que les fonctions sont plus entravées, de sorte qu'au premier aspect on peut presque juger du degré d'activité qu'a conservé la partie malade. Elle atteint tout le membre, mais elle est surtout prononcée sur le segment fracturé et les parties sous-jacentes. Cette atrophie, lorsque le membre a perdu tous ses mouvements, peut arriver à un tel point, que l'on ne puisse plus songer à intervenir d'une manière utile. C'est pour remédier à ces inconvénients que quelques chirurgiens ont proposé de faire porter au malade des appareils contentifs qui, permettant plus ou moins de mouvements, contribuent à activer la nutrition des parties et à pallier l'atrophie. Cette pratique a rendu des services comme moyen de préparation à une opération plus radicale.

La déformation du membre est très variable, suivant que les fragments s'accolent, s'écartent ou chevauchent, ou que des productions ostéophytiques ont renflé leurs extrémités, et l'atrophie des parties molles la rend plus manifeste.

L'étendue des mouvements qui se passent dans la pseudarthrose change à chaque cas particulier, mais ce qu'il importe de faire observer, c'est que plus ces mouvements sont étendus, plus ceux des articulations voisines sont détruits.

La force musculaire n'a pas été suffisamment étudiée dans les pseudarthroses ; nous n'avons trouvé aucune recherche sur ce point : il eût été pourtant intéressant de la constater au dynamomètre, surtout avant de recourir à l'opération ; il y aurait là un moyen pratique bien simple de se rendre compte des bénéfices que le malade aurait retirés de son opération sous ce rapport, en refaisant ensuite la comparaison au dynamomètre après la guérison, surtout lorsqu'on a fait des résections assez étendues des fragments, dans les cas de chevauchement ou de lésions osseuses. — On peut, en effet, se demander jusqu'à quel point la diminution de longueur du membre, c'est-à-dire le rapprochement des points d'insertions des muscles agit sur leur force de contraction.

Il est un autre point que nous devons signaler dans ces considérations générales et sur lequel nous aurons à revenir, car il est peut-être le signe le plus important pour différencier les pseudarthroses véritables des simples retards de consolidation : nous voulons parler de la douleur. Elle n'existe pas dans les pseudarthroses, quels que soient les mouvements qu'on leur imprime, ce qui est bien l'indice que tout travail réparateur est arrêté, et qu'il y a cicatrisation complète de la plaie osseuse et des parties molles périphériques. Cette douleur, on la réveille par les mouvements dans les retards de consolidation, parce qu'il y a encore persistance du travail d'ostéite réparatrice qui doit constituer le cal ; la cicatrisation n'est pas complète, la soudure est donc encore possible.

Quant aux troubles fonctionnels apportés par la pseudarthrose, on peut observer tous les degrés depuis l'impotence la plus complète jusqu'à la simple difformité n'occacasionnant qu'une simple gêne. Aussi Syme (1) a dit avec raison qu'il arrive quelquefois que la fausse articulation de l'humérus ou des os de l'avant-bras n'entraîne que peu

(1) Syme. The Edimb. and. surg. Journai.

d'inconvénients, quand par exemple la fracture est transversale et que les muscles se sont équilibrés. Dans ces cas, il arrive ceci : bien que le membre soit flexible à l'état de repos, il est capable d'exécuter plus ou moins complètement les mouvements qu'on lui commande ; mais si au contraire la fracture est oblique, et s'il n'y a pas de liens fibreux unissant les deux extrémités de l'os, il arrive que la contraction des masses musculaires n'a pour effet que d'exagérer le chevauchement, sans que les mouvements du membre puissent s'effectuer convenablement. Citons comme exemples de pseudarthroses, n'apportant que peu de troubles aux fonctions du membre, les faits de Larrey (1) où il est dit que les sujets ne furent pas réformés et purent continuer à servir utilement dans un corps auxiliaire de l'armée; le malade de Tillaux (2) qui, atteint de pseudarthrose de la clavicule, pouvait continuer son métier de carrier, et enfin le cas plus extraordinaire de Letenneur, de Nantes (3) : il a vu un malade qui, malgré une pseudarthrose de chaque jambe si lâche qu'on pouvait par l'extension allonger le membre de plusieurs centimètres, n'en était pas moins doué d'une force extraordinaire et continuait sa profession de portefaix.

On ne saurait s'étendre davantage sur les symptômes généraux des pseudarthroses ; c'est dans l'examen direct des cas particuliers qu'il faut chercher les autres particularités de ces affections,

Dans les pseudo-synarthroses ou pseudarthroses fibreuses, après avoir constaté les caractères généraux tirés

(1) Larrey. Mémoires (t. II, p. 133), et Briot, Histoire de l'état et du progrès de la chirurgie militaire en France, 1817.
(2) Tillaux, cité par Bérenger-Féraud. Communication verbale.
(3) Letenneur, cité par Bérenger-Féraud. Communication verbale.

de l'aspect du membre que nous avons indiqués, on se
rend compte, par l'exploration directe, de la situation des
fragments ; ils peuvent être séparés par une sorte de dé-
pression dans laquelle s'enfonce le doigt, ce qui indique
leur écartement. Cette observation est des plus faciles à
faire pour les réunions fibreuses de la rotule ; on pourrait
croire quelquefois à l'indépendance des fragments, surtout
; les os sont recouverts d'une certaine épaisseur de parties
molles, mais on reconnaîtra l'existence des liens fibreux
qui unissent les deux fragments, alors même que leur situation profonde empêcherait de les sentir par le palper, à
ce fait : c'est que les mouvements imprimés à l'un des
fragments se transmettent à l'autre par l'intermédiaire de
ces trousseaux ligamenteux, ce qui établit bien qu'ils ne
sont pas indépendants.

L'étude de ces mouvements communiqués donne aussi
quelques renseignements sur le développement de ces
moyens d'union ; car le degré de mobilité est en raison inverse non seulement du nombre, mais aussi de la résistance de ces trousseaux fibreux.

On peut également se rendre compte de leur longueur
en essayant de couder le membre, l'angle formé variant
suivant le jeu que permettent aux fragments les liens néo-
articulaires. La pseudarthrose peut être plus serrée et les
fragments se trouver en contact direct. Disons de suite
que, dans ces cas, l'absence de consolidation est souvent
due à une affection osseuse dont la présence est indiquée
par le renflement des extrémités. Nous reviendrons sur
cette question à propos du diagnostic. Lorsque la coaptation est assez parfaite et les liens fibreux assez serrés, on
se trouve alors dans les conditions les plus favorables à la
conservation des fonctions du membre.

Enfin, le chevauchement des fragments sera appréciable d'abord à la déformation angulaire du membre, puis à leur saillie qui peut être sensible au palper fait à travers des parties molles atrophiées. La mensuration donnera également d'utiles indications pour apprécier l'étendue du chevauchement.

Il faut rechercher en outre si l'union fibreuse est serrée ou lâche : lorsqu'elle est serrée, les mouvements surtout dans certaines positions sont assez faciles ; lorsqu'elle est lâche, on peut s'assurer de l'étendue des faisceaux fibreux par l'extension, qui rend au membre une partie de sa longueur proportionnelle au déplacement que permet la laxité des moyens d'union ligamenteux.

Les craquements perçus habituellement dans les explorations ne sont pas toujours une preuve d'altérations osseuses, mais néanmoins ils dépendent le plus souvent de l'état d'éburnation des extrémités des fragments et des productions ostéophytiques qui tendent à les hérisser.

Lorsque la pseudarthrose fibreuse siège dans une des régions où deux os sont unis, comme à la jambe et à l'avant-bras, elle peut n'atteindre qu'un de ces os. On s'assurera que c'est l'os voisin intact qui, formant attelle inflexible, empêche la coaptation ; dans ce cas, en effet, il y a écartement entre les fragments unis par le cal fibreux et, quelque effort que l'on fasse, on ne peut arriver à diminuer cet écartement et à rapprocher l'une de l'autre les extrémités fracturées.

Les pseudo-diarthroses, ou pseudarthroses fibro-synoviales, ont quelques caractères qui les rapprochent des véritables articulations, et permettent de les reconnaître. Elles ne se produisent qu'au bout d'un temps habituellement assez long, et lorsqu'elles sont le siège de mouvements nombreux. Le gonflement inflammatoire disparaît, les parties molles reprennent leur souplesse et leur aspect ordinaire, le membre s'habitue à cet état anormal devenu permanent. L'habitude développe certaines forces musculaires aux dépens de certaines autres, et le blessé finit par retirer encore des services utiles de son membre, qui, grâce à cette activité, redevient le siège d'une circulation plus régulière ; sa nutrition reprend et l'atrophie musculaire diminue.

Cette variété reconnue, il ne reste plus qu'à chercher quels peuvent être les rapports directs des fragments, s'ils sont en contact par une large surface ou par des extrémités amoindries ; s'ils se juxtaposent ou s'engrènent, et on peut y parvenir habituellement à cause de l'intégrité des parties molles périphériques.

Ces pseudarthroses sont faciles à reconnaître au premier abord ; si le membre est au repos, il peut présenter son aspect normal, mais au moindre mouvement la déformation se montre, s'accentuant à mesure que se produit la contraction musculaire. Décrire cette déformation est impossible : elle peut aller aux plus extrêmes limites, et on a vu des bras transformés en véritable fléau par une pseudarthrose. C'est la variété qui s'accompagne le plus fréquemment et d'une façon plus notable d'atrophie musculaire.

Par l'exploration directe, on obtient les indications les plus précises. On constate, en premier lieu, la mobilité complète des deux fragments et leur indépendance absolue ; quelquefois, s'il y a presque juxtaposition des os, elle peut être un peu moins facile à percevoir, mais il suffit de la plus simple manœuvre, telle que de couder le membre au

niveau de la solution de continuité, pour rendre la mobilité très apparente.

Lorsqu'on constate l'isolement des fragments, il est facile d'apprécier leur degré d'écartement, et on peut se rendre compte de l'existence assez fréquente d'une complication qu'il faut signaler : nous voulons parler de l'interposition des parties molles entre les extrémités osseuses. Ce
ne sont pas, en effet, les muscles seuls qui peuvent se trouver placés entre les fragments, mais aussi des vaisseaux et
des nerfs importants dont il faut reconnaître, au préalable
la présence pour ne pas être exposé à les blesser dans une
opération. La présence de l'artère sera reconnue par l'existence de pulsations qu'on peut sentir fréquemment, et les
troncs nerveux par l'engourdissement et la douleur que déterminent les tentatives de rapprochement des deux bouts
opposés de l'os.

Nous pourrions, à la rigueur, ajouter que c'est à cette
variété qu'il conviendrait de rattacher les pseudarthroses
spontanées du cancer et des autres tumeurs osseuses, parce
qu'elles ne s'accompagnent généralement d'aucune tendance à un travail réparateur, mais nous préférons les considérer comme une variété absolument distincte, car ici la
considération de l'état général prime toutes les indications
que pourrait fournir l'état local.

Le diagnostic de la variété de pseudarthrose ressort des
signes que nous venons d'exposer : c'est d'eux que découle
le pronostic ; mais il nous reste un point important à étudier, à savoir la recherche des caractères qui permettront de
reconnnaître une véritable pseudarthrose d'un simple retard de consolidation.

La douleur, avons-nous dit précédemment, est le signe
qui caractérise le retard de consolidation, et, à cet égard

tous les auteurs sont d'accord. Elle est d'autant plus vive qu'il persiste encore un degré plus marqué de l'inflammation réparatrice et que la cicatrisation isolée a moins de tendance à se faire ; puis, à mesure que s'affaiblit le processus réparateur, que les tranches de cassure tendent à se cicatriser isolément, elle diminue, pour ne plus se montrer que dans les mouvements brusques et un peu étendus ; mais, tant qu'elle persiste, on peut admettre que le travail d'ostéite, qui normalement préside à la formation du cal, n'est pas complètement éteint, et on est en droit d'espérer qu'en modifiant les conditions de l'état général du malade et en aidant à la réparation par des appareils bien faits ou quelques manœuvres inoffensives, on réveillera l'activité du foyer de la pseudarthrose, et que l'ossification envahira le manchon fibro-cartilagineux qui, dans ces cas, remplace habiluellement le cal.

La thermomètrie locale pourrait peut-être rendre des services pour établir jusqu'à quel point persiste l'ostéite de réparation. En effet, Lataste, dans la thèse que nous avons déjà citée, a établi par des recherches thermométriques locales qu'il existait, au niveau des téguments des membres fracturés, une élévation de température qui pouvait aller de cinq dizièmes à un degré, et qui était en rapport avec l'activité du travail de réparation. Cette élévation diminue après la consolidation, mais persiste sensible tant que la suractivité nutritive de l'os n'a pas disparu.

De sorte qu'en s'appuyant sur ces observations on pourrait dire qu'on doit espérer la consolidation spontanée, tant qu'il existe une élévation locale de la température, si faible qu'elle soit, au niveau de la pseudarthrose.

Il nous reste maintenant à examiner si nous trouvons dans la durée du retard de consolidation un criterium nous permettant d'établir que, pendant un certain laps de temps, on doit considérer le défaut de réunion comme un simple retard dans le travail réparateur et qu'au delà il y a véritable pseudarthrose.

Jusqu'à quatre mois, tous les auteurs sont d'accord pour admettre qu'on ne doit pas renoncer à l'espoir de voir le cal se former. Nous voulons parler, bien entendu, des fractures dont les fragments ne sont pas trop éloignés ; car, en présence d'une fracture transversale de la rotule, nous pouvons affirmer la pseudarthrose bien avant cette époque, et même la prévoir dès le début du traitement dans la plupart des cas, tant sont insuffisants les moyens de contention proposés, malgré tous les perfectionnements qui ont été apportés.

Mais c'est au delà de cette époque que commence la dificulté, et nous avons vu, par des exemples rapportés à la Société de chirurgie, que, plus de deux ans après la fracture, le cal peut encore se former spontanément.

Nous ne baserons donc pas notre diagnostic sur la donnée fournie par le temps écoulé depuis l'accident ; et, si, après plusieurs mois d'un traitement régulier, la consolidation ne se produit, nous rechercherons si l'examen local ne peut nous en donner la raison ; et, d'après les résultats que l'exploration fournira sur la situation et l'état des fragments, on prendra une détermination. Il n'est pas inutile, croyons-nous, d'être fixé de bonne heure, bien que M. Després prétende qu'en attendant pour opérer, on se place dans des conditions plus favorables ; car nous ne croyons pas son opinion exacte pour plusieurs raisons : d'abord, il se fait du côté des fragments un travail de cicatrisation isolée dont la conséquence est l'oblitération du canal médullaire, oblitération qui tend toujours à gagner de proche en proche avec le temps, et nous reviendrons sur ce point important. Aussi, quand on se décide à pratiquer la résection des fragments, faut-il enlever suffisamment de leurs extrémités pour arriver sur une surface de section osseuse tout à fait normale, et comme il y a intérêt à supprimer le moins possible de leur longueur, il est préférable d'opérer alors que le canal médullaire n'est oblitéré que par un simple opercule ; ensuite, en opérant tardivement, on s'expose à trouver les articulations voisines de la pseudarthrose plus ou moins ankylosées, et c'est là une circonstance qui n'est pas à dédaigner, quand on pratique à un malade une opération, somme toute, grave, pour lui restituer les fonctions de son membre.

Disons aussi qu'en intervenant de bonne heure, on diminue également les chances d'atrophie trop prononcée des parties molles.

C'est pourquoi nous croyons qu'il importe de diagnostiquer le retard de consolidation des pseudarthroses véritables, d'après l'étude des signes physiques mêmes de la lésion.

L'autre point de diagnostic qui reste à poser en présence d'une pseudarthrose dont la variété a été établie d'après les signes que nous avons étudiés, c'est de savoir si elle est simple ou compliquée, c'est-à-dire s'il y a intégrité des fragments, ou s'ils sont malades. Les lésions pouvant atteindre les fragments sont d'abord celles qui dépendent des affections diathésiques que nous avons signalées, cancer, tubercule, sarcome, tumeur pulsatile, etc..., et dont nous avons fait une variété à part sous le nom de pseudarthroses spontanées, et se diagnostiquent par l'état général du malade, les conditions de production de la fracture et souvent par la présence d'une tumeur au niveau de son foyer; nous n'insisterons pas.

Les autres affections des fragments qu'il faut surtout reconnaître sont : la nécrose, la carie et l'ostéite. Dans une première période de la pseudarthrose, ces affections sont en voie d'évolution et s'accompagnent des symptômes qui les caractérisent habituellement. Les abcès, les trajets fistuleux au fond desquels on arrive au moyen du stylet sur des surfaces osseuses dénudées, permettent de reconnaître la nécrose ou la carie qu'on diagnostiquera aisément l'une de l'autre, en se rappelant que dans la carie l'os ramolli cède sous la pression du stylet, tandis qu'on perçoit un choc net sur une surface éburnée dans le cas de nécrose.

L'ostéite a son cortège de symptômes propres, gonflement, douleur avec exaspération nocturne, hypertrophie des extrémités osseuses.

Puis, ces affections guérissent, laissant après elles, dans le plus grand nombre des cas, des produits ostéophytiques qui coiffent les fragments, empêchent la coaptation et s'opposent à tout travail réparateur.

Ces néo-formations osseuses peuvent acquérir un volume assez considérable pour être facilement senties à travers les téguments et permettre de reconnaître facilement à quelle complication l'on a affaire.

Comme pronostic, si on a seulement en vue les conséquences que peut avoir l'affection elle-même sur la vie du sujet, la pseudarthrose une fois établie ne compromet pas l'existence, sauf le cas de pseudarthrose spontanée, mais ici, nous l'avons dit, il y a un autre facteur : l'état général de l'organisme.

Toutefois, si on songe aux troubles que la non-consolidation d'une fracture apporte aux fonctions du membre, c'est toujours une affection fâcheuse, rebelle et justiciable de moyens de traitement d'une gravité sérieuse.

La première variété est celle qui présente le plus de difficulté à guérir, et l'intervention est d'autant plus grave que la pseudarthrose siège sur un segment de membre plus rapproché du tronc. C'est au membre inférieur qu'elle offre le plus d'inconvénients au point de vue fonctionnel ; elle y est aussi plus difficilement combattue.

L'atrophie des os, l'ankylose des articulations voisines, les altérations des parties molles aggravent le pronostic.

CHAPITRE IV.

DU TRAITEMENT PAR LA RÉSECTION DES FRAGMENTS ET LA SUTURE OSSEUSE.

En passant en revue, au début de ce travail, les nombreuses méthodes de traitement successivement employées pour guérir les pseudarthroses, nous avons montré que les unes étaient inoffensives, mais peu efficaces, et que les autres, tout en faisant parfois courir des dangers sérieux aux malades, ne pouvaient répondre à toutes les indications : Aussi disions-nous en terminant, c'est à la résection des fragments et à la suture osseuse qu'il convient surtout de s'adresser.

Nous avons étudié les conditions anatomiques des pseudarthroses, nous connaissons tous les inconvénients d'une pareille affection ; or, nous allons essayer d'établir d'abord que le procédé opératoire que nous proposons est le seul qui, dans certains cas, soit applicable, ensuite, que, dans un grand nombre d'autres, c'est lui qui donne le plus de chances de réussite sans faire courir aux malades de trop grands risques si on emploie le pansement antiseptique dans toute sa rigueur.

Ce procédé de traitement dont on verra les résultats par nos observations personnelles, et dont nous indiquerons alors le manuel opératoire, se compose, comme nous l'avons dit, d'une part, de la résection, de l'autre, de la suture osseuse.

La résection fut d'abord seule employée, dit Malgaigne auquel nous empruntons ces détails historiques, et c'est Withe (1) qui en 1760 la pratiqua pour la première fois chez un enfant de 9 ans pour une pseudarthrose de l'humérus pour laquelle on avait proposé l'amputation : le malade guérit.

En 1769, il y eut encore recours pour une pseudarthrose de la jambe, et se contenta, dans ce cas, de réséquer un seul fragment et de faire le grattage de l'autre. Wardrop en 1802 suivit son exemple pour un défaut de consolidation de l'avant-bras et Rowlands (2) en 1808 pour une pseudarthrose du fémur.

Les chirurgiens qui les suivirent dans cette voie n'eurent pas toujours à se louer des résultats ; des accidents graves, en particulier, l'érysipèle les fusées purulentes retardèrent le travail de réparation déjà difficile à provoquer à cause de la difficulté à obtenir une immobilisation suffisante des fragments.

(1) Withe. Cases in Surgery, p. 69 et 79.
(2) Rowlands. Med. chir. transactions, t. I, p. 47.

Pour y remédier, on avait bien proposé de tailler l'un des fragments en mortaise et l'autre en ténon destinés à s'emboîter, mais ils s'abandonnèrent. Roux (1) essaya d'obtenir ce résultat en enfonçant, après une résection de l'humérus, la pointe d'un des fragments dans le canal médullaire.

Enfin, c'est en 1825 que Kearny Rodgers eut recours à un moyen d'union dont la solidité ne saurait être révoquée en doute, la suture des fragments. Mott l'employa en 1830

eFlaubert en 1838 exposa un procédé un peu différent ; il montra mieux que les précédents chirurgiens les avantages de la suture que Laloy (2) a particulièrement étudiés dans sa thèse inaugurale.

La méthode était désormais créée et on n'en est plus à compter aujourd'hui les succès qu'elle a enregistrés, et, nous ne craignons pas de le dire, ils seront plus nombreux encore, parce que, grâce aux perfectionnements apportés dans ces dernières années aux méthodes de pansement, on n'aura plus autant à craindre les terribles complications septicémiques qui faisaient souvent reculer le chirurgien en présence d'une affection qui, somme toute, ne menaçait pas la vie du malade, bien qu'elle pût être incurable.

L'incurabilité, en effet, était la règle avant l'emploi de ce procédé opératoire pour les pseudarthroses flottantes dont les bouts plus ou moins éloignés ne pouvaient être ni immobilisés ni ramenés au contact.

Malgaigne (tome I, p. 322) termine par ces lignes la comparaison qu'il fait des diverses méthodes et procédés appliqués aux pseudarthroses :

(1) Roux, cité par A. Bérard.
(2) Laloy. De la suture des os. Thèse Paris, 1839.

Fouilloux.   5

« Lorsqu'il y a chevauchement des fragments et surtout lorsqu'ils sont écartés et flottants dans les chairs, la résection me paraît la seule ressource rationnelle, en y joignant la suture des fragments que je considère comme un véritable progrès. J'ai vu trois fractures fort anciennes de l'humérus que je n'ai pas eu l'idée de traiter, tant la mobilité des fragments était désespérante ; avec la suture, je n'hésiterais pas aujourd'hui. »

Et cependant le chirurgien qui écrivait ces lignes n'était pas des mieux disposés pour l'emploi de ce moyen de traitement qu'il considère comme d'une gravité extrême surtout pour le bras et pour la cuisse, ne le cèdant en rien. sous ce rapport à une amputation.

C'est qu'en effet il n'existe aucun autre moyen par lequel on puisse attaquer ces fragments mobiles au milieu des parties molles qui, quelquefois, les isolent complètement l'un de l'autre.

Lorsqu'il y a chevauchement des fragments dans une pseudarthrose fibreuse, c'est encore la résection unie à la suture que permettra d'obtenir la guérison, comme dans le cas que nous allons rapporter du malade de M. Pozzi. Si nous rappelons en effet l'anatomie pathologique de cette variété de pseudarthroses, nous voyons que les deux extrémités osseuses se sont déplacées d'une étendue variable qui permet d'apprécier la mensuration, à tel point qu'il peut arriver que les tranches de cassure se correspondent imparfaitement. Or, dans ces cas pour obtenir la consolidation, même dans les fractures suivant une marche normale, il faut en quelque sorte qu'il se produise une exagération de travail réparateur formant une espèce de cal volumineux, exubérant, qui embrasse les deux fragments dans sa masse et les soude l'un à l'autre. De même,

pour obtenir la réparation de la pseudarthrose, il faudrait
que les fragments fussent en état de produire ce travail
pour ainsi dire exagéré, et on est d'autant moins en droit
de l'espérer, quelque procédé qu'on emploie pour irriter
les parties et y déterminer une suractivité nutritive, qu'ils
sont par le fait même de la lésion, frappés d'une diminution de vitalité, comme le montrent les exemples de ré-
sorptions des os consécutives aux absences de consolidation.

Nous avons sous les yeux les fragments réséqués par
M. Pozzi sur son malade atteint de pseudarthrose ancienne
de l'avant-bras : or l'examen de l'extrémité de ces fragments montre bien qu'on doit peu compter sur leur vitalité ; c'est en allant plus haut, dans les parties saines de
l'os non modifiées par le commencement de travail répa-
teur qui a suivi la fracture, qu'on peut rencontrer un tissu
d'une nutrition et d'une vitalité suffisantes pour la consolidation.

Nous allons faire en quelques mots l'examen des extrémités osseuses réséquées de notre malade. Les extrémités
des fragments supérieurs sont les seules qui paraissent
avoir été le siège d'un commencement de travail d'organi-
sation ; elles se sont arrondies, le canal médullaire est
oblitéré par de la substance compacte. Les parties latérales sont hérissées de petites végétations osseuses, et toute
la partie enlevée paraît avoir été le siège de cette variété
d'ostéite décrite par Gerdy sous le nom de condensante ;
c'est par conséquent une partie osseuse dont la vascularisation n'est pas riche et qui ne présente pas ces dilata-
tions des canalicules de Havers, qui accompagnent les
ostéites de réparation. L'aspect général des fragments supérieurs est éburné, et ils ne paraissent guère être dans

des conditions qui puissent faire espérer les voir redevenir aptes à la formation du cal, par n'importe quel mode d'irritation.

Les fragments inférieurs avoisinent l'extrémité inférieure des os de l'avant-bras; celui du radius surtout a été sectionné juste à la limite de la substance spongieuse. Ils sont d'un aspect irrégulier, légèrement creusés en cupule, le tissu osseux qui les compose est plus condensé qu'à l'état normal, et les faibles saillies ostéophytiques développées en quelques points témoignent de leur peu de vitalité.

C'est surtout quand on voit ces fragments, que nous regrettons de n'avoir pu faire reproduire ici, qu'on est disposé à regarder la résection comme seule capable d'aboutir à un résultat, surtout si par la suture osseuse on obtient l'immobilisation qui est le complément indispensable de tout traitement de pseudarthroses.

Ce n'est pas seulement lorsqu'il y a du chevauchement que les pseudo-synarthroses sont justiciables d'emblée de la résection, elle est aussi indiquée lorsque, la fracture ayant porté sur un des os de la jambe ou de l'avant-bras, par exemple, l'autre joue le rôle d'attelle rigide et empêche la coaptation : dans ces cas, aucun autre procédé ne pourrait réussir.

W. A. Finlay en a rapporté une intéressante observation :

« Un enfant de 9 ans tombe d'un tramway et se fracture le tibia, de telle sorte que l'os subit une grande solution de continuité ; le péroné n'est pas atteint. Dix semaines après, la chute d'un séquestre osseux agrandit encore l'intervalle des deux fragments qui ne mesure pas moins d'un pouce et demi. Plusieurs essais de consolidation furent absolument infructueux; il en fut de même de l'irritation des fragments, de la rugination, etc... pratiquées en vue de faire bourgeonner les extrémités osseuses.

Finlay, comprenant que l'obstacle au rétablissement de l'enfant était l'intégrité du péroné, songea à raccourcir cet os d'une longueur correspondante à l'intervalle des deux fragments du tibia fracturé; l'opération fut faite comme une résection osseuse ordinaire suturée, et la guérison se produisit rapidement.

Enfin, la résection est encore nécessaire pour guérir les pseudarthroses compliquées· de maladies des fragments, mais on ne doit opérer qu'après la guérison de la lésion osseuse. A. ce moment, les extrémités le plus souvent sont renflées, volumineuses, recouvertes de masses osseuses irrégulières, s'engrenant imparfaitement les unes dans les autres et incapables d'aucun travail de réparation. On ne peut donc espérer obtenir la formation du cal qu'en enlevant toutes ces parties plus ou moins éburnées, ce qui permet de mettre en contact des parties saines des fragments fracturés.

Dans les pseudo-diarthroses ou pseudarthroses fibrosynoviales, il n'est pas toujours nécessaire d'avoir recours à une intervention aussi active. Souvent, en effet, l'habitude aidant, les membres atteints peuvent rendre aux malades des services suffisants, comme nous en avons rapporté des exemples, pour que le chirurgien- hésite à leur faire courir les chances d'une opération, en réalité, grave. Puis il est aussi possible, dans certains cas, de déterminer dans ces fausses articulations un travail inflammatoire suffisant pour amener l'ankylose et par conséquent la guérison. Si on craint, d'après l'examen, de ne pas réussir à provoquer par les autres procédés un degré d'irritation suffisante, c'est alors seulement qu'on aura recours à la résection et la suture osseuse. Cette méthode répond à toutes les indications qui peuvent se présenter et on peut en apprécier la valeur par les heureux résultats qu'a obtenus M. Pozzi chez un malade atteint de pseudo-synarthrose avec chevauchement des os de l'avant-bras.

OBSERVATION I (personnelles).

Boubée (Félix), âgé de 30 ans, exerçant la profession de menuisier, avait toujours joui d'une bonne santé ; il ne présentait dans sa famille aucun antécédent diathésique, et lui-même n'a jamais eu, d'après les renseignements qu'il nous a fournis, aucune manifestation strumeuse ou syphilitique,

Le 18 juillet 1879, travaillant dans le clocher de la cathédrale de Bordeaux, il fit à travers les échafaudages une chute de la hauteur de 60 mètres.

Il fut relevé sans connaissance et transporté à l'hôpital Saint-André. Toute la face était fortement contusionnée et l'œil gauche presque chassé de l'orbite. Il avait en même temps une luxation scapulo-humérale gauche et une fracture de l'avant-bras droit.

La contusion de la face guérit bien ; l'œil reprit sa place dans l'orbite, mais ayant fortement perdu de son acuité visuelle qui encore est très affaiblie.

La luxation de l'épaule gauche fut réduite et le membre retrouva ses fonctions normales.

Mais les choses ne se passèrent pas aussi simplement du côté de la fracture, ce qui peut être attribué, disons-le tout de suite, à l'obliquité des fragments qui rendaient la contention difficile et à l'intensité du traumatisme qui avait dû amener immédiatement un chevauchement considérable avec interposition de tissu musculaire. Enfin il faut faire intervenir l'indocilité du malade qui dérangeait les appareils constamment, ainsi qu'il l'avoue lui-même.

Comme on peut s'en assurer par le siège de la pseudarthrose, la solution de continuité des os de l'avant-bras droit avait porté a l'union de leur tiers inférieur avec leur tiers moyen.

Le traitement qui nous est rapporté par le malade consista en l'application d'attelles antérieure et postérieure qui furent main-tenues en place pendant huit jours ; puis on les enleva et on les remplaça par un appareil silicaté dans lequel il resta quarante jours.

Lorsqu'on examina alors la fracture, on constata que la mobilité anormale persistait encore et pendant dix jours le membre fut replacé dans le même appareil, mais la consolidation ne fit aucun progrès.

On eut de nouveau recours aux attelles de bois antérieure et postérieure et quinze jours après l'application de ce nouvel appareil la consolidation sembla faite, les mouvements devinrent possibles et le malade quitta l'hôpital.

Mais peu à peu une déformation se montra à la partie postérieure de l'avant-bras et alla augmentant pendant trois mois pour finir par arriver au résultat que nous avons pu observer à son entrée à Saint-Louis dans le service de M. Ledentu suppléé par M. Pozzi, salle Saint-Augustin, n° 54, le 16 septembre 1880, quatorze mois environ après sa chute.

C'est sur les conseils d'un médecin de nos amis, le Dr Lefebvre qu'il était allé consulter auparavant, que le malade se décida à entrer à l'hôpital.

Au premier aspect on est frappé du raccourcissement considérable que présente le membre, et de la déformation de sa partie inférieure. L'atrophie musculaire n'est pas très considérable. L'examen des articulations situées au-dessus et au-dessous du siège de la fracture fait voir qu'elles ont conservé tous leurs mouvements, et ne présente aucun degré d'ankylose.

La déformation que nous avons signalée est surtout prononcée à la partie postérieure du membre : elle forme sur angle saillant au-dessous duquel on voit le relief formé par les tendons des muscles de la région. Cet angle est ouvert en avant et forme une espèce d'arc que sous-tendent les muscles de la région antérieure de l'avant-bras.

A cette déviation principale s'en ajoute une secondaire, formant un angle à sommet dirigé du côté du bord externe du membre, tandis que son ouverture répond au côté interne. Elle a pour conséquence la diminution de longueur du bord cubital de l'avant-bras et par suite le renversement très prononcé de la main en dedans.

Si on explore à travers les téguments le relief formé par cette saillie, on voit qu'elle est composée de quatre extrémités osseuses chevauchant les unes sur les autres, de telle sorte que les extrémités des fragments supérieurs passent en avant des inférieures.

Les extrémités des fragments du cubitus ne paraissent pas avoir subi un changement notable de volume, il en est de même de l'extrémité inférieure du fragment radial, mais la supérieure présente une grande exagération de volume, elle semble comme entourée d'un cal volumineux ou de productions ostéophytiques.

Lorsqu'on essaie de juger du degré de mobilité des fragments, on constate leur indépendance les uns des autres, dans une certaine étendue et dans tous les sens ; mais à cause du chevauchement, on ne peut redresser l'angle de déformation et par l'extension, on ne peut rendre au membre sa longueur primitive, ce qui tient probablement aux trousseaux fibreux qui unissent les fragments entre eux.

Les mouvements de l'avant-bras sont libres et ne déterminent aucune douleur, les doigts ont conservé leurs fonctions et le malade peut encore faire usage de son membre dans certaines circonstances.

C'est ainsi que, lorsque l'avant-bras est appuyé, il peut écrire assez facilement, mais la fatigue survient très vite, ce qui s'explique par la grande diminution de force musculaire qu'on trouve chez lui. De plus, les mouvements de pronation et de supination sont très limités, et le malade ne peut utiliser son membre pour aucun mouvement exigeant une certaine force ; il lui est même impossible de couper son pain.

Pour remédier à ces accidents, M. Pozzi décide de pratiquer la résection des fragments et de faire ensuite la suture des os.

Opération le 2 octobre 1880 (1). Après avoir préalablement nar-

(1) Le malade, très nerveux et très craintif, avait été soumis deux jours auparavant à des inhalations de chloroforme qu'on avait dû suspendre par suite d'accidents syncopaux ; on remit donc l'opération au surlendemain et l'on procéda à l'anesthésie suivant le mode complexe qui est indiqué dans l'observation.

cotisé le malade au moyen d'une injection hypodermique de chlo-
rhydrate de morphine de 0,01 centigramme et l'administration de
4 grammes de chloral, on put l'anesthésier au moyen du chloroforme, puis on appliqua sur le membre la bande d'Esmarck.

M. Pozzi commence l'opération avec l'assistance des Drs Le
Dentu et Ch. Monod. Il attaque d'abord le radius. 1er temps. Une
incision de 8 centimètres environ est pratiquée au niveau de la
pseudarthrose sur le bord externe de l'avant-bras ; la peau, le tissu
cellulaire et l'aponévrose anti-brachiale sont divisés, puis, avec la
sonde cannelée, le chirurgien pénètre dans les interstices musculaires, écarte les muscles et arrive sur la pseudarthrose. Il divise
les tissus fibreux qui entourent cette fausse articulation, l'ouvre,
puis isole le fragment supérieur en se servant exclusivement de la
rugine. 2e temps. L'extrémité osseuse ainsi libérée est saisie avec
un davier : on constate alors l'obliquité des surfaces de la néarthrose de haut en bas et d'avant en arrière. La scie à chaîne est
passée au-dessous de ce fragment, et on enlève toute la partie
éburnée de l'os par une section oblique, on égalise cette surface de
section en enlevant avec une pince coupante une petite esquille
saillante. On procède de la même façon pour le fragment inférieur,
mais comme il est plus facile à faire saillir, on peut l'enlever avec
la scie ordinaire en faisant une section oblique comme pour le
fragment supérieur.

On passe ensuite au cubitus qu'on opère en suivant les mêmes
règles, c'est-à-dire, d'abord : incision de 8 centimètres à la peau
sur le côté interne de l'avant-bras et en arrière ; puis on arrive,
en écartant les muscles, sur la pseudarthrose dont on sectionne les
tissus fibreux et on isole les fragments avec la rugine. On constate
un chevauchement considérable du fragment supérieur du cubitus,
ce qui explique l'inclinaison très prononcée de la main sur le bord
cubital que nous avons précédemment signalée. On le résèque avec
la scie à chaîne, et on est obligé de l'enlever sur une longueur de
4 centimètres. Ce fragment présente une extrémité arrondie,
éburnée, et hérissée de végétations osseuses, véritables ostéophytes dus au travail inflammatoire dont il a été le siège.

L'extrémité du fragment inférieur est réséquée ensuite sur une faible longueur; on termine en enlevant encore une légère pointe du fragment supérieur du radius qui présente un aspect éburné.

La section de ces extrémités osseuses a été à peu près transversale, tandis que celle du radius est oblique, de sorte qu'elles pourront se correspondre par une plus grande surface; mais on a été obligé d'agir ainsi pour le cubitus à cause de la longueur du fragment enlevé à cet os.

Ces résections osseuses terminées, on s'assure du bon effet qu'elles produisent en essayant de ramener la main dans la rectitude; ce qui se fait avec la plus grande facilité.

Nous arrivons à la deuxième partie de l'opération; la suture osseuse.

Après s'être assuré, comme nous l'avons dit, qu'on pouvait facilement ramener les fragments à une disposition assurant une coaptation aussi parfaite que possible, au moyen d'un foret à roues, on fait à chacun des fragments un trou le traversant dans toute son épaisseur. Ce temps de l'opération s'exécute assez facilement. Puis on passe à travers les orifices des fils d'argent de fort volume afin de présenter une résistance suffisante pour rendre la réunion solide. Le fil traverse de part en part le fragment supérieur de chaque os et est ramené à l'extérieur par la perforation qui traverse également de part en part le fragment inférieur. On les serre en les faisant passer par un tube de plomb jusqu'à ce que le contact des fragments entre eux soit parfait. On s'assure de la solidité de la coaptation; puis alors, on fait passer les deux chefs du fil dans un deuxième tube de plomb, et on les fixe dans la position convenable en écrasant au-dessus du premier le second tube. Nous dirons plus tard quelle est l'utilité de cette manière d'arrêter les fils.

Après l'opération, le membre est sensiblement raccourci, ce qu'on savait d'ailleurs devoir se produire, mais il a une très bonne position qu'on maintient en appliquant immédiatement deux valves plâtrées antérieure et postérieure, perforées de fenêtres au niveau des plaies latérales et qui concourent à assurer l'immobilité des fragments et à maintenir la coaptation.

Des drains placés dans les angles de chacune des plaies assurent le libre écoulement du pus, et le pansement antiseptique de Lister est appliqüé (la pulvérisation phéniquée n'a pas été faite durant l'opération), et le malade est rapporté dans son lit.

L'opération a duré une heure et demie.

Dans la journée, le malade a des vomissements, et vers le soir se plaint de très vives douleurs : elles diminuent lorsqu'on lui a un peu desserré l'appareil.

Le 3 octobre. Les douleurs redeviennent très violentes ; le malade n'a pu reposer, il vomit incessamment et ne peut conserver aucun aliment. Il y a un léger gonflement de la plaie ; on fait le pansement de Lister et on prescrit une injection d'éther.

Le 4 et le 5. Même état ; les vomissements diminuent et finissent par disparaître.

Douleurs toujours persistantes au niveau des plaies. L'avant-bras est tuméfié ; on desserre l'appareil plâtré et on constate une légère rougeur se continuant sur la partie interne du bras jusque vers l'aisselle dont les ganglions sont douloureux et tuméfiés. Le malade n'a cependant ni frisson, ni vomissements. La fièvre est modérée, la langue humide.

Le 9. La rougeur a disparu. Les plaies ont meilleur aspect ; la suppuration est peu abondante, l'état général est bon.

Jusqu'au 15 octobre, il y a peu de choses à noter ; les plaies suppurent modérément, le malade n'a aucun accident et on refait l'appareil plâtré consistant toujours en gouttière antérieure et postérieure.

Le 20. Le malade se plaint de vives douleurs au niveau de l'épitrochlée, et il existe vers le tiers inférieur du bras une tuméfaction rouge, fluctuante, due à la formation d'un abcès. La température s'élève.

Le 21. On ouvre cet abcès : le malade est soulagé, la fièvre tombe. L'attelle postérieure est enlevée, et le membre reste maintenu seulement par l'attelle antérieure. Mais la contention est insuffisante ; l'avant-bras s'est un peu tassé, devient piriforme, et présente au niveau des plaies un renflement notable. Quant aux plaies, elles diminuent tous les jours et tendent à se fermer, surtout celle du côté interne.

Le 14 novembre. Le malade a un petit frisson, la température s'élève : ces accidents paraissent dus à la rétention du pus au niveau de la plaie du côté interne qui s'est fermée depuis quelques jours.

Le 18. Le pus se fait jour au dehors. Le malade est soulagé, la fièvre tombe, et on place alors un petit drain dans le trajet pour prévenir le retour d'un semblable accident.

Le 20. Pour remédier au tassement de l'avant-bras et assurer l'immobilité complète des fragments, M. Pozzi applique deux bracelets silicatés, l'un autour de la partie inférieure de l'avant-bras, l'autre autour de la partie supérieure, destinés à maintenir des tiges métalliques coudées au niveau des plaies, et dont les pattes supérieures et inférieures entourées de ouate sont fortement fixées par les bourrelets silicatés. Avec de petits tampons et de petites bandelettes de gaze phéniquée, on exerce une compression légère autour des plaies et, sous cette influence, le gonflement et l'œdème diminuent. Le membre est toujours dans la rectitude parfaite.

8 décembre. On voit survenir à la surface des plaies un peu de pourriture qui disparaît après quelques jours de traitement au moyen de camphre en poudre.

Vers la fin de décembre, on voit se développer du côté de l'extrémité inférieure de l'humérus une petite exostose douloureuse dans les premiers jours, puis qui devient indolente. Nous signalons ce fait sans rechercher s'il peut avoir quelque rapport de cause à effet avec la lésion de l'avant-bras.

Les plaies se referment peu à peu et sont complètement cicatrisées en janvier, sauf les points de sortie des fils.

7 janvier. M. Pozzi retire ces fils avec la plus grande facilité ; il coupe simplement un des chefs du fil d'argent entre les deux tubes de plomb et il suffit d'exercer une traction pour tout retirer.

Le bras est alors placé dans une gouttière plâtrée échancrée au niveau des plaies. On constate à ce moment que le malade peut soutenir son bras et que par suite un commencement notable de consolidation s'est déjà effectué. Au niveau de la suture osseuse existe un cal périphérique assez volumineux, mais il a encore une assez grande flexibilité.

Le malade est envoyé à Vincennes avec son appareil : le membre offre sa rectitude normale ; les doigts, que l'immobilité prolongée avait d'abord raidis, reprenaient sensiblement leur mobilité.

Au niveau des plaies existe encore un petit orifice fistuleux par où se produira probablement l'élimination de quelque esquille. M. Pozzi pense retirer l'appareil au milieu de mars et espère trouver à ce moment la consolidation parfaite. Les mouvements des doigts seront ensuite rendus au malade par l'électricité jet l'exercice.

Il ressort de cette longue observation un certain nombre de considérations importantes que nous allons mettre en relief.

A propos de la résection des fragments, les chirurgiens ont émis des opinions un peu différentes, les uns préférant les sections obliques qui permettent de mettre les os en contact sur une plus large surface et de mieux amener leur coaptation; les autres les sections transversales qui diminuent l'étendue de surface du traumatisme, et qui permettent, grâce à la suture, une coaptation aussi parfaite et une immobilisation aussi complète.

Par l'exemple du malade de M. Pozzi, on voit que c'est sur l'état des fragments qu'on doit se guider et que les deux manières d'agir peuvent s'associer avec avantage.

On peut aussi se poser la question de savoir dans quelle étendue il convient de réséquer les extrémités osseuses. D'une manière générale, nous pensons qu'on doit enlever toute la portion osseuse qui est atteinte d'ostéite condensante ou recouverte d'ostéophytes, parce qu'elle est dans des conditions peu favorables à la réparation.

On reconnaîtra qu'on est arrivé dans une partie saine de l'os, à son aspect, qui aura perdu l'aspect éburné de l'os malade, et au rétablissement du canal médullaire qui disparaît ou diminue notablement dans les parties de l'os ayant été le siège de ce travail interstitiel dont nous venons de parler.

Il est évident qu'il faudra toujours réséquer, tout en res-

pectant ces conditions d'intégrité de l'os, le moins de longueur possible des fragments, pour ne pas trop diminuer
la longueur du membre. Mais cette préoccupation, surtout
au membre supérieur, ne doit venir qu'après celle de la
nésessité absolue de la coaptation des fragments et, pour
l'obtenir, on ne doit pas hésiter à réséquer largement et à
enlever des fragments de plusieurs centimètres, comme l'a
fait M. Pozzi.

Nusbaüm, pour éviter la poussière osseuse et les débris
produits par le perforateur et la scie, qu'il accuse de favoriser la suppuration, se sert, dans ces cas, d'un petit ciseau
d'ébéniste étroit et acéré.

M. le professeur Panas a également agi de même pour
de semblables motifs dans un cas de suture de la rotule
qu'il a pratiquée à Lariboisière en 1878, chez un malade,
pour éviter le cal fibreux ; c'était l'application de la suture
osseuse comme traitement préventif de la pseudarthrose.
On voit, d'après l'observation du malade rapportée par
Lataste, que la consolidation a, dans ces circonstances,
été parfaitement obtenue, malgré un épanchement séro-
sanguin assez considérable qui s'était produit aussitôt
après la fracture.

Le passage des fils, considéré autrefois comme une difficulté, se fait aisément aujourd'hui, grâce aux perfectionnements apportés à l'outillage chirurgical.

Quant à la nature des fils à employer, ce sont toujours
les fils métalliques qui doivent avoir la préférence, car ils
ont la consistance nécessaire pour rendre solide l'immobilisation.

Dolbeau recommandait le fil de fer cuit ; Bérenger-Féraud se loue des fils de cadmium. On voit, par notre
malade, que les fils d'argent gros et résistants suffisent, et

aussi on se les procurera toujours très facilement. —
Nous leur accorderons la préférence.

La manière dont on arrête les fils a aussi son importance, quand il s'agit de les retirer. Dolbeau, rapportant
dans la *Gazette médicale* une observation de pseudarthrose
humérale traitée par la résection et la suture osseuse, dit
qu'il est très important de compter le nombre de tours
qu'on fait pour serrer le fil, afin de n'être pas embarrassé
quand on voudra l'enlever.

Follin, dans son *Traité de pathologie*, tome II, p. 801,
dit : « J'ai réussi, dans un cas, à obtenir la consolidation
d'une pseudarthrose très ancienne de l'humérus, en résé-
quant les fragments de l'os brisé et en les suturant avec
un fil d'argent que j'ai laissé dans les trous de l'os, par la
difficulté de l'extraire et par crainte, en l'enlevant de force,
de produire des accidents sur le cal nouveau, mais d'une
solidité déjà remarquable. Le malade a conservé ce fil d'argent qui n'a été cause d'aucun trouble. »

L'enlèvement du fil n'est donc pas toujours chose facile.
Cependant, chez notre malade, il n'y a eu aucune difficulté,
grâce au procédé ingénieux de M. Pozzi. Par le tube verti-
cal de plomb, il éloigne le point d'arrêt du fil du siège de la
pseudarthrose, par conséquent le rapproche de l'extérieur,
sans diminuer en rien la solidité qu'il cherche à obtenir;
et par le tube de plomb qu'il écrase au-dessus pour maintenir le fil, il se procure un moyen facile, lorsqu'on a coupé
le fil entre ces tubes, de saisir un des chefs du fil qu'on n'a
plus qu'à tirer.

La question du pansement qui doit prévenir l'infection
de la plaie, du drainage qui doit assurer le libre écoulement des liquides et des appareils de contention qui s'ajou-
tent à la suture pour compléter l'mmobilisation, doit

naturellement appeler toute l'attention. Nous ne pouvons traiter ici ces points, ce sont des sujets généraux qui nous entraîneraient trop loin.

Nous n'avons pu suivre aussi en détail, jour par jour, le malade opéré à Necker par M. Monod, et nous avons dû avoir recours à l'obligeance de M. Olivier, interne du service, qui a mis à notre disposition, avec une affabilité dont nous le remercions sincèrement, tous les renseignements nécessaires pour compléter l'observation.

OBSERVATION II (personnelle).

Le nommé Bridault (Alfred), âgé de 41 ans, garçon boucher, entre le 14 juin 1880 à l'hôpital Necker dans le service du professeur Broca.

Il raconte que la nuit précédente en voulant remettre un trait qui était tombé il reçut un coup de pied de cheval qui l'atteignit à la partie antéro-inférieure de la jambe gauche. Il tomba, mais ne put se relever. Transporté à l'hôpital, voici ce que l'on constate :

La jambe gauche est déformée, elle est augmentée suivant son diamètre antéro-postérieur. A l'union des deux tiers supérieurs avec le tiers inférieur, on remarque la présence d'une enchymose assez étendue, et on sent très nettement une pointe dirigée en bas immédiatement sous la peau.

Le pied est en rotation en dehors : il y a fracture des deux os de la jambe à l'union du tiers inférieur avec les deux tiers supérieurs. M. Broca fait la réduction et met un appareil de Scultet. Quelques jours plus tard il défait l'appareil. Le fragment supérieur faisait une saillie considérable, il avait percé la peau, et le foyer de la fracture communiquait largement avec l'air extérieur. On place alors le membre dans une gouttière, et M. Broca applique sur le fragment supérieur la pointe de Malgaigne. La suppuration peu abondante au début augmente rapidement, et M. Broca est forcé de faire plusiéurs incisions. Sur ces entrefaites, M. Broca mourut et ut remplacé par M. Terrier, qui fit placer le membre dans un appareil ouaté. M. Monod qui succéda à M. Terrier continua le traitement.

Vers la fin de septembre, les plaies étaient presque complètement cicatrisées, cependant il restait plusieurs fistules et le pied était complètement dévié ; il était dans l'extension forcée, le bord interne fortement relevé. Il eût été complètement impossible au malade de marcher s'il eût guéri dans cette situation. De plus la mobilité des fragments était très grande et la consolidation n'avait fait aucun progrès depuis deux mois.

Le malade ayant tous les soirs un peu de fièvre et dépérissant tous les jours, M. Monod résolut de mettre les fragments à nu, d'en réséquer les extrémités et de mettre le pied dans l'axe du membre, de façon à permettre au blessé de marcher après guérison.

Le 12 octobre, il pratiqua cette opération. Il fit deux incisions cruciales se coupant sur le siège de la fracture, puis ayant mis les deux fragments à nu, il les examina : un cal fibreux réunissait les deux extrémités en avant, mais en arrière et dans la plus grande partie des deux os, ces extrémités pouvaient glisser l'une sur l'autre, leur surface était lisse et il n'y avait aucune trace de cal. M. Monod passa alors une scie à chaîne, et scia les deux extrémités un peu obliquement, de façon à les régulariser et à permettre leur accolement. Cela fait, au moyen d'un foret, il perça deux trous dans chaque extrémité, passa du gros fil d'argent et sutura les deux os. Il plaça ensuite un drain dans la plaie et des sutures superficielles. Le tout avait été fait sous une atmosphère phéniquée. On plaça le membre dans une forte gouttière plâtrée et on fit un pansement de Lister. L'examen du fragment enlevé démontra la présence de quelques fibres musculaires qui s'étaient interposées aux fragments et qui étaient englobées dans le tissu fibreux du cal.

Malgré les sutures osseuses, le fragment supérieur avait toujours de la tendance à se porter en avant et [la gouttière était impuissante à maintenir les fragments en contact. M. Monod enleva alors les sutures, mit le membre avec sa gouttière plâtrée dans une gouttière de fil de fer, et réappliqua la pointe de Malgaigne sur le fragment supérieur.

Dans les premiers jours de novembre, M. Trélat qui avait pris le service, voyant les décollements se produire, la suppuration augmenter sensiblement, fit mettre le membre daus un appareil ouaté. On enleva le premier au bout de douze jours ; la plaie avait bon aspect, mais plusieurs petits abcès s'étaient formés sur le pied. M. Trélat les ouvrit et on remit un nouvel appareil ouaté. A partir de ce moment, 24 novembre, on remit un appareil tous les dix ou quinze jours. Le dernier appareil a été mis le 27 janvier 1881. Voici l'état du membre à ce moment : les plaies sont cicatrisées, un cal s'est formé, mais la consolidation n'est pas complète, et il faudra encore plus d'un mois pour que le malade puisse commencer à marcher avec des béquilles.

Dans l'un et l'autre cas, nous n'avons pu voir les resultats définitifs, mais on peut prévoir qu'ils seront satisfaisants, et que les malades auront retiré un avantage sérieux de cette opération qui, seule, pouvait être appliquée non seulement à cause de l'état des fragments, mais encore à cause de la déviation de la main chez notre malade, de la déviation du pied chez celui de M. Monod.

Ce dernier surtout, même alors qu'on aurait pu obtenir la consolidation par un autre procédé, n'en aurait pas moins conservé un membre inutile, puisque son pied était tellement renversé sur le bord externe et dans l'extension forcée qu'il n'aurait jamais pu s'en servir pour la marche.

CHAPITRE V.

APPRÉCIATION DE LA RÉSECTION DES FRAGMENTS ET DE LA SUTURE OSSEUSE. — STATISTIQUE.

« Toutes les variétés de pseudarthroses, dit Terrier, sont justiciables de la résection au moins dans une certaine limite. » Et nous pouvons ajouter, c'est le seul procédé qui réponde à toutes les indications. Que la pseudarthrose soit libre ou que ses extrémités soient réunies par du tissu fibreux, que les fragments chevauchent ou s'écartent, qu'ils soient sains ou malades, dans certaines conditions bien entendu, du reste nous les avons indiquées, que le pied et la main soient dans la rectitude, ou fortement déviés ; la résection remédie à tous ces accidents.

Pourquoi alors n'est-elle pas entrée davantage dans la pratique, et quelles sont les objections qui peuvent lui être faites?

La principale, nous pourrions dire, la seule valable, c'est sa gravité que Malgaigne compare à celle de l'amputation. Pour pratiquer cette opération, on est obligé, en effet, de faire dans les parties molles des incisions assez étendues, et surtout très profondes, puisqu'il faut arriver jusques sur les os, et, comme toutes les plaies, elles présentent d'autant plus de gravité que l'épaisseur des tissus incisés sera plus considérable ; c'est pour cela que les auteurs ont signalé la gravité plus grande de l'opération pour le bras et surtout pour la cuisse.

Ces plaies profondes, anfractueuses et mâchées dans la profondeur, au point où on a été obligé de détacher les parties molles des extrémités osseuses qu'on a dû réséquer, sont des conditions peu favorables pour le libre écoulement du pus, et, par conséquent, prédisposées aux fusées purulentes et aux accidents septicémiques. La longue durée de la suppuration prolonge, pour les malades, les chances d'infection en les exposant en même temps à tous les accidents des plaies et, en particulier, à l'érysipèle qu'on trouve signalé dans un grand nombre d'observations. Il faut dire que, généralement, cette complication ne paraît pas avoir eu d'influence fâcheuse sur la terminaison de l'affection.

La crainte d'une hémorrhagie primitive ou secondaire signalée par quelques auteurs comme conséquence des lésions de grosses artères ne saurait être donnée comme une condition condamnant l'opération, et nous en dirons autant des sections de nerfs qui ont déterminé la paralysie des membres. C'est affaire au chirurgien, en opérant, de prendre ses précautions, d'agir prudemment et d'employer pour diviser les parties molles, la sonde cannelée quand il aura à se frayer un passage dans les régions voisines des troncs artériels ou nerveux.

Quant aux accidents qui sont la conséquence de l'inflammation forcée et nécessaire de la plaie, ils peuvent être en grande partie évités en appliquant dans les pansements la méthode autiseptique de Lister dans toute sa rigueur et en assurant le facile écoulement du pus par le drainage.

Du côté des os, la résection a pour but de provoquer le développement d'une inflammation qui sera la source du travail de réparation. Mais il se passe là ce qu'on observe dans toutes les fractures compliquées : il y a d'abord suppuration du foyer, et ce n'est que lorsque cette suppuration est tarie qu'on peut espérer la formation du cal.

Or les phénomènes d'inflammation ont dans les os une marche plus lente que dans les parties molles ; il se produit d'abord une hyperhémie avec dilatation des canalicules de Havers, et ce n'est qu'après plusieurs jours que la suppuration s'établit, et il pourrait y avoir là une cause d'épuisement pour le malade si, avant l'opération, le chirurgien ne s'était assuré de son état général. Bérenger-Féraud va plus loin ; il conseille de faire porter aux blessés pendant quelque temps un appareil palliatif qui, leur donnant la faculté de marcher, leur permette de réparer l'affaiblissement de l'économie, et de reprendre les forces que la longue durée du repos, nécessité par la fracture, a pu leur faire perdre.

Nous devons ajouter que la condition essentielle, c'est que, lorsqu'on opère sur des os malades, il faut enlever absolument toutes les parties atteintes et ne pas s'inquièter de l'étendue de la surface traumatique osseuse ; c'est au contraire une condition favorable pour la consolidation qui n'augmente pas la réaction inflammatoire et ne retarde pas la production du processus réparateur.

Un autre argument contre la résection a été tiré de la longueur du membre réséqué, Pour le membre supérieur, ce reproche n'est pas applicable ; qu'importe à un malade qui ne pouvait retirer de son bras aucun service, si on lui rend tous les mouvements, la différence de longueur entre les deux ? Il n'en résulte aucune gêne, et la force musculaire elle-même, qui semblerait devoir être notablement affaiblie par suite de ce rapprochement de deux points d'insertion des muscles, même après des diminutions de 4 ou 5 centimètres, se conserve grâce au travail de rétraction dont les muscles deviennent le siège. Cette considération arrête-t-elle le chirurgien en présence de certaines tumeurs blanches du coude ? Non, assurément. On ne saurait être plus exigeant pour la preudarthrose qui, au point de vue fonctionnel, est une des plus graves affections des membres.

Pour le membre inférieur, il faut cependant faire quelques réserves: il est évident qu'un raccourcissement par trop considérable pourrait être un obstacle sérieux à la déambulation. Mais lorsqu'il n'y a qu'une différence de quelques centimètres, un talon, une bottine spéciale pourront remédier à cet inconvénient, et 4 ou 5 centimètres de raccourcissement n'empêchent pas le membre de rendre des services utiles.

Nous nous rappelons même avoir vu à Necker, dans le service de Broca, un homme de trente ans qui, à la suite d'une ostéite du tibia survenue dans sa jeunesse, avait eu un allongement hyperthrophique de cet os de 4 centimètres, et malgré cette différence de longueur entre les deux membres, il marchait très bien sans aucun apparei et sans la plus légère claudication.

Dans la résection, il est bien rare qu'on ait à réséquer plus de 4 à 5 centimètres.

Aussi, en présence des service rendus par la cure de la pseudarthrose, et malgré la crainte d'une claudication plus ou moins prononcée, nous croyous qu'à 1 centimètre près le chirurgien ne devra pas hésiter à se mettre, par la résection, dans les conditions les plus favorables pour réussir.

La conservation du périoste ne nous parait pas bien nécessaire et on ne peut en espérer les heureux résultats obtenus par Ollier dans certaines résections articulaires, ou dans les ablations de fragments osseux nécrosés, parce que, par suite du commencement de travail réparateur qui s'est produit, le périoste est devenu plus épais, sa couche fibreuse s'est augmentée à mesure que diminuait sa couche profonde ou ostéogène ; et de plus, les modifications qu'il a subies le prédisposent à la production des ostéophytes, qu'on voit souvent sur les extrémités des fragments. Enfin, dans bien des cas, il serait très difficile à détacher ; aussi ne conseillons-nous pas d'essayer de le conserver, car si on se rapporte aux faits de Jordan, la méthode de la résection sous-périostée avec suture du périoste ne paraît pas devoir remplacer la résection simple avec suture osseuse, malgré les arguments que fait valoir cet auteur sur les dangers de la suture des os. Nous trouvons, en effet, page 40 de son travail, les lignes suivantes :

« Nous rejetons la suture osseuse pour un motif très important. Dans une semblable opération, il faut éviter avant tout la suppuration ; elle est le plus grand obstacle à la formation du cal. Or, que faites-vous quand vous introduisez les deux bouts d'un fil dans une pseudarthrose ? Vous provoquez un travail inflammatoire et suppuratif dans le foyer de la solution de continuité, vous dépassez le but et votre opération est suivie d'insuccès d'une manière presque certaine. »

Jordan, on le voit, est bien affirmatif, mais il suffirait de jeter les yeux sur les résultats de la statistique pour savoir ce qu'on doit penser des insuccès presque constants qu'il affirme comme suite de l'opération.—La suppuration qu'il annonce comme la conséquence fatale, se produit toujours après une résection, et nous ne croyons pas que le faible traumatisme ajouté à l'opération par le forage des os et le passage des fils, augmente beaucoup cette suppuration des fragments dont la scie vient d'enlever des rondelles plus ou moins épaisses, et d'ouvrir le canal médullaire : la rareté de l'ostéomyélite dans nos observations en est, du reste, une preuve.

Mais nous pouvons encore citer d'autres faits qui démontrent que les fils sont très bien supportés par le tissu osseux et n'en déterminent pas la suppuration.

Rappelons que Troja, Duhamel, Flourens ont, les premiers, signalé dans leurs expériences physiologiques la facilité avec laquelle les os supportaient les corps métal-

liques enfoncés dans leur épaisseur presque sans réaction
inflammatoire, c'est même, nous l'avons dit, ce qui a inspiré à Dieffenbach le procédé des chevilles d'ivoire ; en-
foncées dans l'os, elles déterminaient si peu la suppuration
du trajet où on les fixait, qu'on les vit faire corps avec le
tissu de la diaphyse, ce qui rendait leur enlèvement très
difficile.

Dans le traitement des fractures, on sait les grands
avantages que M. Malgaigne a retirés de la pointe pour la
contention des fragments. Eh bien ! cette pointe métallique
vissée en quelque sorte en plein corps de la diaphyse,
peu de distance du foyer d'une fracture souvent compliquée et, par conséquent, suppurante, dans un os dont la
vascularisation est exagérée, n'a jamais déterminé de suppuration osseuse, pas même à son point d'application ;
nous l'avons plusieurs fois constaté dans le service de
Broca, qui faisait un usage fréquent du procédé de Malgaigne.

La suture osseuse elle-même a été appliquée avec succès au traitement de certaines fractures pour amener la
coaptation et la contention des fragments, et à propos des
des fractures du maxillaire inférieur, M. Gillette, dans le
Dictionnaire encyclopédique des sciences médicales, rapporte plusieurs cas de suture de cet os qui n'ont déterminé
aucun accident et qui ont facilité la guérison.

M. Panas l'a également pratiquée pour une fracture de
la rotule qui a très bien guéri sans la moindre complication inflammatoire. malgré le voisinage de l'articulation.

Un autre exemple de la tolérance des os pour les fils
métalliques, c'est le cas rapporté par Follin : après la guérison d'une pseudarthrose de l'humérus traitée par la ré-

section et la suture osseuse, il a laissé en place les fils à cause de la difficulté qu'il avait à les retirer.

Dans la thèse de Wathier, on trouve également une observation recueillie dans le service de M. Tillaux, qui a laissé, sans inconvénients, les fils qui avaient servi à la suture.

On n'aura pas, dureste, besoin d'agir ainsi, en employant le procédé mis en usage par notre maître, M. Pozzi : on a vu avec quelle facilité il permettait d'enlever les points de suture.

On ne saurait donc opposer à la suture osseuse aucun argument tiré du danger qu'elle fait courir au malade; et nous engageons à la pratiquer toutes les fois qu'on fera une résection, parce qu'elle ajoute beaucoup aux chances de réussite, en assurant la coaptation et en maintenant l'immobilité des fragments qu'on a tant de peine à obtenir dans certaines fractures, de l'humérus, par exemple.

On pourrait peut-être attribuer encore une autre action à la suture, mais nous n'émettons cette idée que sous la forme la plus dubitative : c'est que la présence des fils qui traversent la diaphyse, si elle est insuffisante pour déterminer à elle seule la réparation, n'en a pas moins une action irritative sur l'os et contribue pour sa part au développement de l'ostéite nécessaire à la formation du cal.

La gravité et les résultats de l'opération ne peuvent s'apprécier que d'après les documents fournis par les données de la statistique que nous trouverons dans les traités spéciaux.

Nous y ajouterons les faits que nous avons personnellement observés, et les quelques cas récents que nous avons lus dans les recueils de médecine et non encore cités par les auteurs.

Schuller (Deutsche Med. Wochens). Pseudarthrose de la jambe droite, due à l'interposition d'un fragment entre les tendons. Résection sous-périostée avec suture du périoste au catgut. Guérison.

Nous citons cette observation, bien qu'elle ne rentre pas tout à fait dans notre cadre, à cause de la suture du périoste qui a été faite, croyons-nous, pour la première fois dans ce cas, avec le catgut.

A. Duke (*The Lancet*, v. II, p. 805. 1879). Pseudarthrose de l'avant-bras droit, résection des fragments ; suture métallique ; guérison. Pampson Gamgee (*The Lancet*, t. II, p. 343. 1880). Pseudarthrose ancienne de l'humérus gauche ; résection des fragments ; suture métallique ; guérison.

Gervais (*Journal de médecine de Rordeaux*, 22 mai 1880) Fracture non consolidée du tibia, traitée avec succès par la résection et la suture osseuse.

A côté de ces faits heureux, il convient cependant de relater un insuccès rapporté à la Société de chirurgie, par Théophile Anger, dans la séance du 9 février 1881, en ces termes : « M. Polaillon a fait, il y a deux ans, un rapport sur une communication de M. Viard (de Montbard), relative à un enfant que j'avais moi-même soigné. Au niveau de la fracture, qui siégeait à l'union du tiers inférieur et du tiers moyen du tibia, il n'y avait aucune inflammation et aucune trace de réparation. Je taillai en bec de flûte les deux extrémités du tibia, je fis deux sutures et je laissai la jambe pendant soixante jours dans un appareil plâtré ; malgré cela, l'enfant n'a pas guéri ; l'état resta le même. On a fait de la révulsion, des injections d'iode au niveau de la fracture ; la jambe reste toujours dans la même condition.

« Je crois que, chez cet enfant, il y a un peu de paraly--
sie infantile, un trouble de la nutrition ; je ne crois pas que
l'on puisse arriver chez lui à une consolidation osseuse. »

Cet insuccès, on le voit, ne doit pas être attribué complètement à l'insuffisance de l'opération, et nous croyons
que beaucoup d'insuccès signalés sont dus à un trouble de
nutrition du membre dont on n'a pas tenu assez compte ,
avant d'opérer, ou à des altérations des fragments qui
n'ont pas été complètement enlevés par la résection.

Nous ne pouvons ajouter un plus grand nombre d'observations, toutes les autres que nous avons trouvées ont
été signalées dans les Thèses et Mémoires et surtout dans
le travail de Bérenger-Féraud qui n'en publie pas moins
de 239 dans ses pièces justificatives.

Il serait donc inutile de les reproduire ici, nous nous
contenterons d'emprunter les chiffres de ces auteurs pour
la statistique générale des résultats de l'opération.

Sur les 8 cas que nous citons, il y a 7 succès et 1 insuccès.
Ce serait une bien belle proportion, si on pouvait l'accep-
ter comme représentant l'exacte vérité ; malheureusement
il ne faut pas oublier qu'on met toujours moins d'empres-
sement à publier les revers que les succès, et qu'il ne faut
pas attribuer une rigueur trop absolue aux chiffres des
statistiques chirurgicales. Mais il ne serait pas plus sage
de leur refuser toute valeur : aussi nous croyons-nous au-
torisé, si faible que soit le nombre des faits récents que
nous avons réunis, à dire que les résultats de la résection
des fragments et de la suture entreprises pour guérir les
pseudarthroses sont assez heureux pour engager les chi-
rnrgiens à y recourir sans avoir trop à redouter un insuccès ou une terminaison fatale.

Nous terminerons en indiquant, d'après les statistiques

les plus importantes, les chances de succès et la gravité relative de l'opération suivant le siège du défaut de consolidation.

La statistique a donné, d'après Norris, les chiffres suivants :

	Guéris.	Insuccès.	Morts.	Total.
Humérus.......	11	14	2	27
Fémur.........	10	3	4	17
Avant-bras. ...	7	2	»	9
Jambe.........	8	»	»	8
	36	19	6	61

Les tableaux de Guret nous fournissent aussi des renseignements :

	Guérisons.	Insuccès.	Morts.	Indéterminés.	Total.
Humérus	25	26	3	2	56
Fémur.......	14	6	7	1	28
Avant-bras...	16	2	»	2	20
Jambe.......	16	5	»	»	21
	71	39	10	5	125

et le relevé des 239 cas de Bérenger-Féraud donne les résultats ci-dessous :

	Guérisons.	Insuccès.	Morts.	Indéterminés.	Total.
Humérus	44	52	3	5	104
Avant-bras...	23	6	1	»	30
Fémur.......	32	9	11	»	52
Jambe.......	38	15	»	»	53
	137	82	15	5	239

Et si maintenant nous faisons le total général de toutes

ces statistiques, en y ajoutant les faits que nous avons rapportés, nous trouvons :

	Guérisons.	Insuccès.	Morts.	Indéterminés.	Total.
Humérus	71	92	9	8	180
Fémur.......	56	18	22	1	97
Avant-bras ..	58	10	1	3	71
Jambe....... ..	66	21	»	»	87
	251	141	32	12	435

Ce tableau nous montre une mortalité de 32 malades sur 435 opérés, c'est-à-dire une proportion d'un peu plus de 8 pour 100, chiffre qui est en effet très élevé, si on songe que la pseudarthrose ne menace pas immédiatement la vie. Mais nous devons faire remarquer que tous les cas ont été réunis, et que la plupart des observations remontent à une époque où les procédés de pansement ne garantissaient pas aussi efficacement qu'aujourd'hui les malades contre les divers accidents des plaies auxquels les expose tout particulièrement la longueur de la suppuration, comme le démontrent les 8 cas que nous avons rapportés.

Le chiffre des insuccès, indéterminés ou morts qui s'élève à 184, presque les deux cinquièmes des cas, ne peut non plus nous être objecté, parce que la plupart des opérations ont été faites sans le secours de la suture osseuse qui est un des éléments importants de réussite pour l'immobilisation complète qu'elle permet d'obtenir.

Nous aurions bien voulu pouvoir isoler les cas de résection sans suture de ceux où elle a été employée pour faire la comparaison des résultats, mais cela nous a été impossible, la plupart des chiffres que nous avons produits étant donnés sans renseignements.

Mais nous ne pousserons pas plus loin l'analyse de ces tableaux. On est frappé du grand nombre de succès obtenus pour la cure des pseudarthroses de la jambe et de l'avant-bras surtout. Pour ce dernier, les revers ne s'élèvent pas à plus de 20 pour 100.

En envisageant indistinctement tous les cas, on signale 1 mort sur 150 opérations faites sur la jambe et à l'avant-bras, et encore ne savons-nous pas si l'accident ne pourrait pas quelquefois être attribué à des circonstances indépendantes de l'intervention.

Aussi formulerons-nous ainsi notre opinion sur le traitement des pseudarthroses par la résection des fragments et la suture osseuse.

Si, en présence d'une pseudarthrose de la cuisse ou de l'humérus, on peut hésiter devant les dangers de l'opération et la crainte d'un insuccès, accidents moins à redouter, il est vrai, par l'emploi de la suture osseuse et du pansement antiseptique de Lister, nous croyons qu'il ne saurait en être de même dans les cas particuliers que nous avons indiqués pour les pseudarthroses de la jambe et de l'avant-bras, qui guérissent habituellement très bien par le procédé opératoire que nous venons d'étudier, sans exposer sérieusement le malade. Une mortalité de 1 malade sur 150 opérés est un chiffre bien faible en effet, qui n'arrêtera guère un chirurgien. Car, parmi les opérations faites pour remédier à des difformités qui n'exposent en rien les jours du malade et qui souvent même n'entraînent aucune gêne dans les fonctions de la vie de relation, il en est bien peu qui ne comptent pas plus d'accidents à leur actif, et cependant on les pratique tous les jours.

Arrivé au terme de cette étude, nous pensons pouvoir poser les conclusions suivantes :

CONCLUSIONS.

1° Les retards de consolidation ne doivent pas être rangés parmi les pseudarthroses proprement dites.

2° Les pseudarthroses décrites par quelques auteurs sous le nom général d'ostéophytiques, doivent être divisées en deux classes : les unes qui sont la conséquence des fractures spontanées, résultat des dégénérescences osseuses, et qui présentent leur physionomie tout à fait spéciale ; les autres qui ne sont que des complications se montrant dans chacune des trois grandes classes admises par Cruveilhier, Follin, Dénucé, et ne doivent pas en être séparées.

3° Il est un certain nombre de variétés de pseudarthroses que nous avons signalées, dont il importe d'établir le diagnostic exact parce qu'elles sont justiciables d'emblée du traitement par la résection, d'autant plus que l'obstacle parfois considérable apporté aux fonctions du membre, par l'absence de consolidation, justifie l'intervention chirurgicale.

4° La suture osseuse, ajoutée à la résection des fragments, place le membre dans les conditions les plus favorables pour la guérison, et n'augmente en rien la gravité de l'opération.

5° Ce procédé opératoire, qui répond à toutes les indications, donne les meilleurs résultats en n'exposant pas trop la vie du malade, surtout lorsqu'*il s'applique* à l'avant-bras ou à la jambe.

TABLE DES MATIÈRES

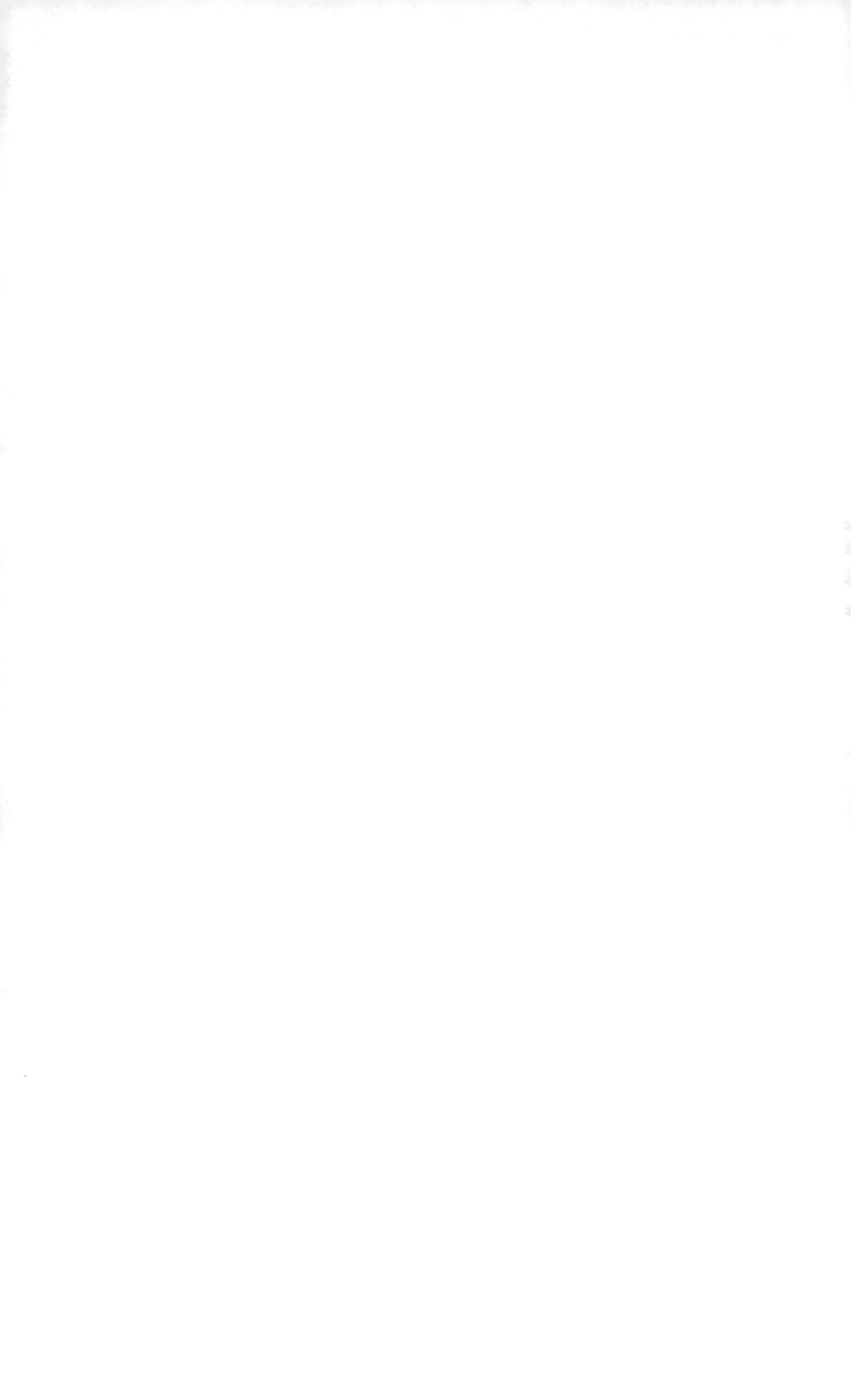

LIBRAIRIE J.-B. BAILLIÈRE et FILS

AUGAGNEUR. — **Etude sur la syphilis héréditaire tardive**, 1879, in-8, 126 pages... 2 fr. 50

CORNIL (V.). — **Leçons sur la syphilis** faites à l'hôpital de Lonrcine. 1879, in-8, IX-482 pages avec 9 planches lithograph. et figures intercalées dans le texte.. 10 fr.

DAVASSE (Jules). — **La Syphilis**, ses formes et son unité, 1865, in-8, 570 pages... 8 fr.

DESPINE et PICOT. — **Manuel pratique des maladies de l'enfance**, deuxième édition, 1880, in-18............................... 6 fr.

DIDAY. — **Exposition critique et pratique des nouvelles doctrines sur la syphilis**, suivie d'un Essai sur de nouveaux moyens préservatifs des maladies vénériennes, 1858, 1 vol. in-18 jésus de 560 pages.......... 4 fr.

JEANNEL, — **De la prostitution dans les grandes villes au XIX° siècle** et de l'extinction des maladies vénériennes. 2e édition. - Paris, 1874. 1 vol. in-18 jésus, X-648 pages, avec figures........................ 5 fr.

JULLIARD. — **Etude critique sur les localisations spinales de la syphilis.** 1879, in-8 93 pages................................. 2 fr. 50

JULLIEN (L.). — **Traité pratique des maladies vénériennes.** Paris, 1879, 1 vol. in-8 de 1,136 pages, avec 150 figures, cartonné........ 20 fr.

LAGNEAU (G.). — **Recherches comparatives sur les maladies vénériennes** dans les différentes contrées. Paris, 1867, in-8, 76 pages. 2 fr.

NITOT (E.). — **Contribution à l'histoire de la syphilis et de la tuberculose oculaire**, des gommes syphilitiques de l'ivis et du corps ciliaire, 1880, in-8 144 pages avec 1 planche lithhogr..................... 3 fr.

ORDT (H. van). — **Des tumeurs gommeuses.** Paris 1857, in-4, 50 pages. 2 fr.

RICORD. — **Lettres sur la Syphilis**, 3e édition. Paris, 1863, 1 vol. in-18 jésus, VI-558 pages,................................... 4 fr.

ROBERT (Melchior). **Nouveau traité sur les maladies vénériennes**, d'après les documents puisés dans la clinique de M. Ricord et dans les services hospitaliers de Marseille, 1861, 1 vol. in-8 de 788 pages........ 9 fr.

SCHPERK. — **Recherches statistiques sur la Syphilis**, dans la population féminine de Saint-Pétersbourg, 1875, in-8, 45 pages, avec 5 figures... 1 fr. 50

SPERINO. — **La syphilisation** étudiée comme méthode curative et comme moyen prophylactique des maladies vénériennes, 1853, in-8.......... 2 fr.

Syphilis vaccinale (de la). Communications à l'Académie de médecine, par MM. DEPAUL, RICORD, BLOT, Jules GUÉRIN. TROUSSEAU, DEVERGIE, BRIQUET, GIBERT, BOUVIER, BOUSQUET, suivies de Mémoires sur la transmission de la syphilis par la vaccination et par la vaccination animale, par MM. A. VIENNOIS (de Lyon), PELLIZARI (de Florence), PALASCIANO (de Naples), PHILIPEAUX (de Lyon) et AUZIAS-TURENNE. Paris, 1865, in-8 de 392 pages............ 6 fr.

TARDIEU (A.). — **Etude médico-légale sur les maladies produites accidentellement ou involontairement** par imprudence, négligence ou transmission contagieuse, comprenant l'histoire médico-légale de la syphilis. Paris, 1879, 1 vol. in-8........................... 4 fr.

ZAMBACO (A.). — **Des affections nerveuses syphilitiques.** Paris, 1862, 1 vol. in-8.. 7 fr.

Paris. — A. PARENT, imp. de la Faculté de Médecine, r M -le-Prince 29-31